臺灣 日日新

老藥品 的故事

梁瓈尹 著

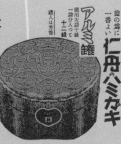

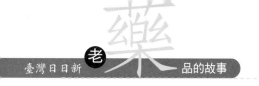
前言

　　你有沒有過這樣的經驗？小時候，如果不小心吃壞肚子，阿嬤就會從藥櫥裡拿出一罐黑不溜丟的藥瓶，伴隨著一股說不上來是刺鼻還是芳香的藥丸仔味，掏出五、六顆黑色小藥丸要人吞下去，阿嬤說這是「臭藥丸仔」。雖然它長的其貌不揚，神奇的是，肚子痛吃了五、六顆「臭藥丸仔」後就好了。長大以後才知道，那神奇的「臭藥丸仔」有一個正式的名字，叫做「正露丸」，這個名字來自一場相當光榮的戰役，代表日本優越的民族精神，早從日本時代開始，就是民眾拿來治療肚子痛的聖藥。那麼，日本統治臺灣五十年來，究竟對臺灣民眾造成了怎樣的影響呢？從臺灣社會發展的脈落來看，有很多的生活習慣就這樣一代一代的遺留下來，存在我們的日常生活中，而我們卻習焉不察。因為研究領域的關係，臺灣藥品的發展成為我關切的切入角度，在沒有健保的時代裡，民眾對成藥的依賴，往往往往更甚於醫院、診所，單價相對低廉的成藥對發燒、頭痛、牙痛、生理痛、腸胃不適等病痛，常有一試見效的效果，從救急的角度來看，所謂的「家庭常備良藥」就這樣一代一代的流傳下來了。

　　想知道日本時代哪些藥品流傳了下來，《臺灣日日新報》是一個相當重要的線索。該報是日治時期的第一大報，翻閱過的人都知道，報紙內容除了文字敘述之外，最引人注目的版面，莫過於置於最後的廣告欄。有需求就會有供給，刊登廣告的業主可不是作賠本生意的人，刊登的廣告產品某個程度而言反映了當時的社會需求。其中，藥品廣告與其他日常生活用品廣告又有顯著的不同，吃對了藥就是藥到病除，吃錯了藥可是傷錢又傷身，如何在最短的時間內吸引讀者目光，進而購買，業主無不絞盡腦汁，極盡花俏之能事。因此當時的藥品廣告不但圖文並茂、標語聳動，「聳又有力」的程度甚或不輸今日第四臺的廣告呢！這也正是藥品廣告吸引人的地方。

　　謝謝台灣書房出版社給我機會撰寫這麼有趣的題目，在撰寫的過程中，自己不但常被誇張的廣告逗得忍俊不禁，透過資料收集、歸納、撰寫的過程，亦覺得自己卓實獲益良多。此外，本書的完成，首先感謝邀我寫書的政文學長，還有在寫作過程中協助我尋找資料、與我討論內容架構的佩欣學姊；還要謝謝立維百忙中義氣十足地抽空幫我校對，也謝謝紘瑞、俊宇表哥在醫學名詞上的協助。謝謝仙武學長、景峰學長、蕙華、亦麟、靖怡、佩芬，在我最沮喪的時候，給我信心與力量。最後最感謝我的家人，總是無條件地支持我的決定，給我最大的支持。

Contents 目錄

歷史篇

2 ......《臺灣日日新報》與藥品廣告
4 ......日治時期臺灣的藥事環境
4 ......藥事從業人員的管理
9 ......藥品藥物的管理

廣告篇

14 .....滋養藥品：你累了嗎？
15 .....補血增強劑：ブルトーゼ
20 .....可以像大關一樣強壯的次亞燐
24 .....食慾促進營養素：エビオス
25 .....寒冬保健的家庭飲料：營養志るさ

26 .....肝油：保護眼睛、鞏固牙齒、骨骼強壯
26 .....魚肝油小史
28 .....河合製藥株式會社與河合龜太郎
30 .....一天一顆甘油球
32 .....報紙上的甘油球廣告

36 .....腦藥：記憶與頭腦的護衛
37 .....丹平商會與森小二郎的故事
38 .....日日新報中的健腦丸廣告
40 .....森小二郎的廣告行銷創意
43 .....也可以治便秘
44 .....其他品牌的腦藥

46 .....中將湯：女人通往幸福的第一步！
46 .....中將姬的傳說
50 .....中將湯與巴斯克林
52 .....中將湯廣告中的各種婦女形象
56 .....活潑、生動的漢文廣告
59 .....中將湯是女人通往幸福的第一步！
61 .....中將湯是日本的驕傲！

64 .....婦科疾病藥品：母親的健康是全家的幸福
65 .....命之母與婦女共同創造百年奇蹟
67 .....守妙：不知道者將會導致不幸！
70 .....喜谷實母散的小事典
71 .....調經劑產品與其他婦人病藥品

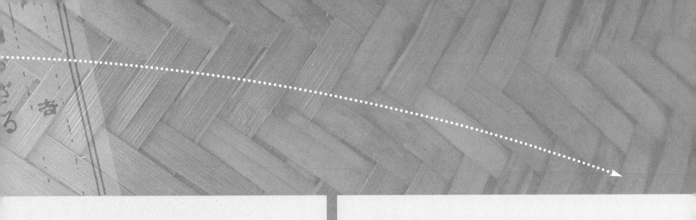

80 ......**失眠藥：治療精神衰弱**

81 ......安眠藥的代名詞：**カルモチン**

84 ......拜爾藥廠與 **ダリン**

87 ......也可以治療生殖器神經衰弱

90 ......**牙痛藥：痛起來要人命**

90 ......解除牙痛的偏方面面觀

93 ......今治水的故事

96 ......你會選擇正露丸還是今治水？

98 ......吃的解痛藥：回效散

100 ......**感冒類藥品：感冒不求人**

101 ......二十世紀的流感大流行

102 ......「西班牙夫人」在臺灣

106 ......治療感冒和流行性感冒藥品

110 ......**腳氣病藥品：對付白米飯引起的富貴病**

111 ......腳氣病與正露丸

113 ......鈴木梅太郎發現 **オリザニン**

115 ......被忽視的世界維他命B始祖

117 ......各式各樣的腳氣病藥品

122 ......**性病藥：男女的秘密病**

123 ......淋病的特效藥

127 ......梅毒的特效藥

132 ......**驅蟲藥品：從體內到體外的除蟲藥方**

134 ......古老的驅蟲藥方海人草

135 ......活潑生動的 **マクニン** 廣告

139 ......藥效強烈的舶來品 **サントニン**

141 ......大掃除專用的各種除蟲藥品

146 ......**延伸參考**

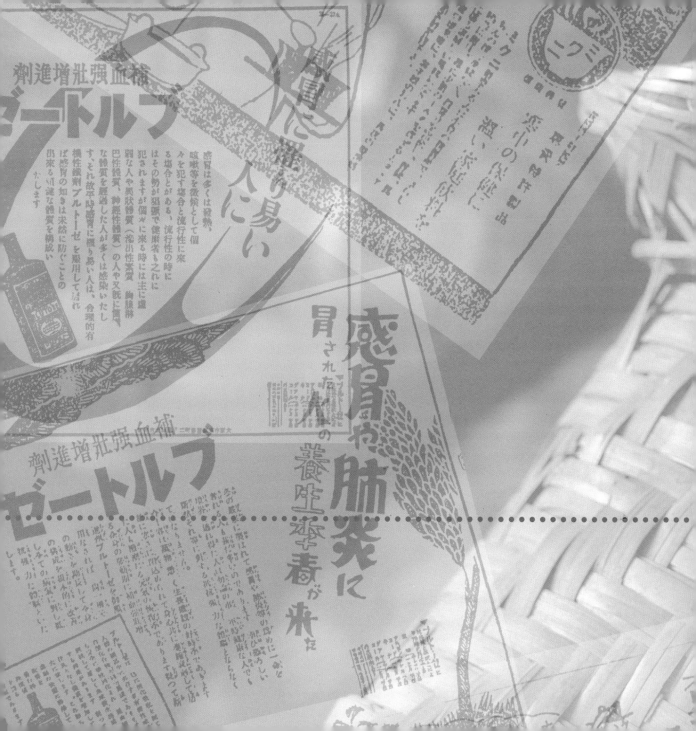

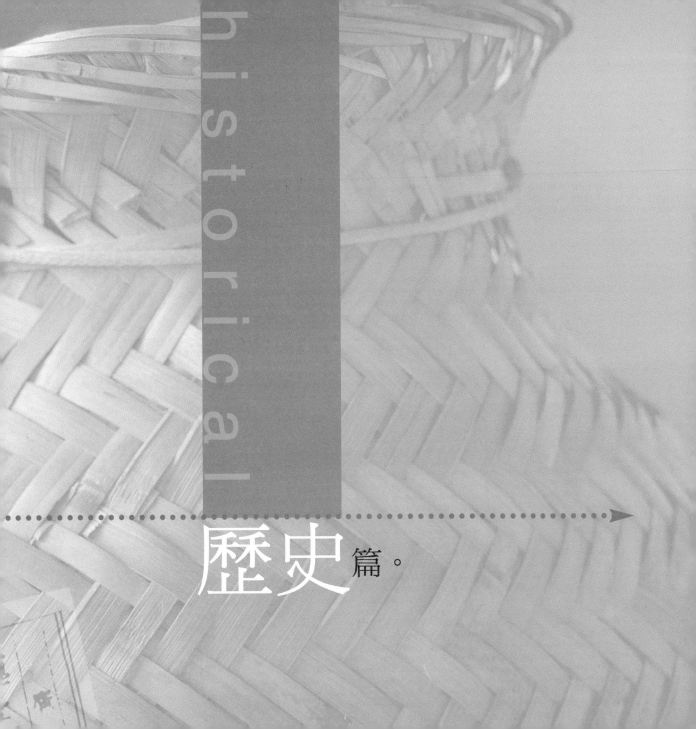

historical

歷史篇。

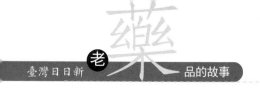
《臺灣日日新報》與藥品廣告

　　《臺灣日日新報》是由西元1896年(明治29年)創刊的《臺灣新報》與次年創刊的《臺灣日報》在1898年(明治31年)合併而成。西元1944年先是因為戰時報界統制更名為《臺灣新聞》，後來與臺灣其他五報合併為《臺灣新報》。戰後該報於1945年10月改隸臺灣省行政長官公署，更名為《臺灣新生報》。其發行史幾乎與臺灣總督府共存亡，長達47年，是日治51年期間發行期間最長的報紙。

　　《日日新報》除日文版以外，還有漢文版。著名學者章太炎、尾崎秀真等人曾在漢文版任職。該報內容除了新聞報導、專論以外，長期以附錄的方式刊登臺灣總督府發布行政、司法命令的《府報》，及《臺北州州報》、《臺北市報》、《臺灣日日寫真畫報》、《臺日子供新聞》等，協助施政宣導與同化政策。雖然有學者認為日日新報是日本官方最重要的御用報紙，甚至對其言論立場有所質疑，然而不可諱言就發行量或是張數內容而言，日日新報皆是日治時期臺灣的第一大報，因此就日治時期臺灣社會史議題而言，日日新報蘊藏不少臺灣社會史的題材與資料，值得進一步地探究與挖掘。尤其是第一次世界大

戰結束後，自由民主的思潮湧入臺灣，在1919年臺灣首位文官總督的出現，整個臺灣社會也出現多元蓬勃的氣氛。由於日本政府改變統治臺灣體制，加上西風東漸，使得臺灣報紙風格丕變，在這個背景之下，《臺灣日日新報》亦轉向更加通俗化。該報版面內容不但更為多元與活潑化，內容亦大為擴展、題材包羅萬象，忠實反映了當時臺灣社會大眾文化的活潑氣氛。而報紙的廣告欄更是呈現出整個臺灣社會大眾文化需求的重要場域。

　　《臺灣日日新報》最引人注目的版面，莫過於是位於最後一頁的廣告欄。廣告主為了吸引讀者的目光，無不攪盡腦汁，發揮創意，極盡「花俏」之能事，尤其是藥品廣告更是如此。藥品與其它的產品不同，吃對了藥就是對症下藥，吃錯了藥可是會傷身體的。如何讓讀者在短時間內，注意到該藥品廣告、相信該藥品的療效、進而購買該藥品，這對於廣告主來說，實在是一門很大的挑戰。因此藥品廣告的競爭非常激烈，簡直就是創意的角力場！「藥品廣告能夠反映什麼？」藥品廣告不但能夠反映當時臺灣社會對於藥品的需求，更能夠從中觀察當時廣告主源源不斷的創意。不過，在進入日日新報的藥品廣告欄之前，實在有必要將日治時期臺灣的藥事環境作一個簡單的介紹，讓讀者有個概略性的了解。

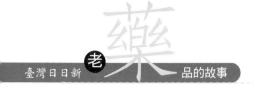
日治時期臺灣的藥事環境

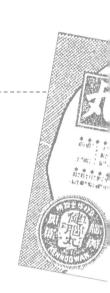

其實要探討日治時期臺灣的藥事環境，不如說就是要探討臺灣總督府的藥業政策。臺灣總督府的藥業政策可以分成兩方面來討論，一個是對於藥事從業人員的管理，一個則是對於藥品藥物的管理。

藥事從業人員的管理

臺灣總督府在西元1896年6月以府令第十號訂頒「臺灣藥劑師、藥種商、製藥者取締規則」，並規定各地方官廳得以制定「臺灣藥劑師、藥種商、製藥者取締規則施行細則」。這個「臺灣藥劑師、藥種商、製藥者取締規則」，其實就是日治時期臺灣總督府管理臺灣藥事人員的根本法條。該法條開宗明義第一條就規定什麼叫做藥劑師、藥種商及製藥者：

「藥劑師得從事藥品之製造及販賣。

4

藥種商為從事藥品販買者稱之。

製藥者乃從事藥品製造而兼販賣自製藥品者稱之。」

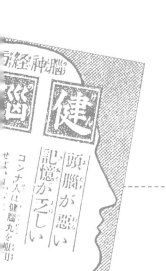

可見日治時期臺灣的藥事人員主要有「藥劑師」、「藥種商」及「製藥者」三者。向地方官廳登記為製藥者的人數不多，西元1942年(昭和17年)的統計，全臺製藥者的登記只有41人。不只製藥者的人數不多，臺灣就連製藥工廠也聊勝於無，幾乎所有的藥品都是要靠日本藥廠提供。

藥劑師在日治時期有時也被稱為「藥師」。臺灣早先並無藥劑師養成機關，亦無藥劑師考試制度，對於藥劑師及藥品藥商之管理與經營許可，最初是依照「臺灣藥劑師、藥種商、製藥者取締規則」規定。不過後來該法令並未規定藥劑師資格與職能，因此1920年代以後，臺灣總督府陸續頒布「藥劑師法」、「藥劑師施行規則」與「臺灣藥劑師法施行細則」。根據藥劑師法的規定，「藥劑師係依醫師、牙科醫師或獸醫之處方而調劑者。又規定藥劑師得製造藥品及販買。」而且對於藥劑師的資格也有相關的規定：

「1. 於依大學令之大學修習藥學：得稱為學士者，畢業官公立藥學專門學校，醫科大學附屬藥學專門部或醫學專門學校者，或畢業於文部大臣認為有同等以上學力而予以指定學校者。

2. 藥劑師考試及格者。

3. 畢業於外國藥學校或在外國得有藥劑師之執照適合於命定之規定者。」

藥劑師法對於藥劑師雖有以上資格之認定，然而臺灣總督府的醫學教育規劃中並沒有藥學相關科系的設置，亦沒有舉辦藥劑師資格認定的考試，因此臺灣人想要取得藥劑師資格的話，大部分得要是從日本藥學專門科系或學校畢業來取得資格。根據當時藥劑師前輩回憶，到日本學習藥學的原因只有一個，就是因為臺灣沒有藥學相關科系的學校，所以想學藥學就只有到日本去。而且當時藥劑師執照，並不是國家考試通過，而是必須畢業於藥學專門科系或學校，畢業後再以畢業證書來申請「藥劑師」執照。

根據西元1941年的統計，當時臺灣的藥劑師，全臺約有355人。此外，藥劑師法第五條規定：「若非藥劑師不得以販賣或授與之目的而行調劑。又定藥劑師以販賣或授與之

目的而調劑者，應於藥局行之。」第六條又規定「非藥師不得開設藥局，但以命令定者不在此限。」由此可見，只有取得藥劑師資格者才得調劑藥品，也只有藥劑師才能開設藥局。日日新報的藥品廣告欄中常見有「某某大藥房」的廣告，不過在日治時代「藥局」與「藥房」其實不盡相同。當時的法令明確區別出「藥局」為「藥師」所主持，在法令上具有特別權力，藥師與非藥師的地位差別很大。藥師所主持的「藥局」是所有藥品都可以賣，而一般人都可以開的「藥房」只能賣「便藥」(也就是成藥)，不得販售注射藥等醫藥品。換句話說，由於法律上的規定，藥劑師取得執照得以主持「藥局」來調劑與販售藥品，在社會上亦取得社會菁英的專業地位，與開設「藥房」只能販售成藥的「藥種商」地位有所不同。

日治時期的藥種商，包括販賣西藥(亦稱洋藥)及販賣中藥(日治時期稱漢藥)者。其營業管理主要是依據「臺灣藥劑師、藥種商、製藥者取締規則」以及各州廳公布之「臺灣藥劑師、藥種商、製藥者取締規則施行細則」來辦理。由於臺灣總督府對於中醫採取壓制的態度。依據西元1901年(明治34年)「臺灣醫生免許規則」，總督府用考試來檢覈臺灣中醫資格，當時獲得執照之中醫合計為1,903人。而且臺灣醫生免許規則規

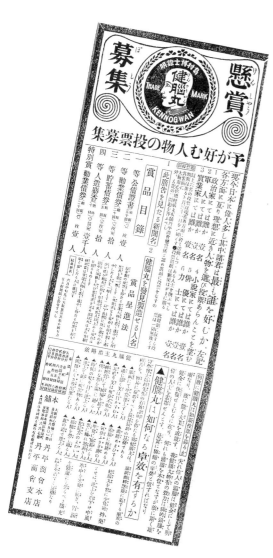

定，中醫須受公醫監督，而且只准在當地開業。同時許可證的給與，以1901年底以前為限。其後總督府便不再許可開放。如此一來，領有執照的中醫逐漸減少，到了1942年（昭和17年）大約只剩數十人。由此可見臺灣總督府引進西式醫療體系之決心。中醫人數雖然逐年減少，不過傳統臺灣培養中醫途徑的藥店，可以藥種商的名義存在，因而造成不少「密醫」偷偷從事診療工作。

如前所述，藥種商與藥劑師的地位不同。有意從事藥種商生意的人，必須向地方官廳提出申請。獲得許可後，就可以開業。不過各地方官廳所制定之「臺灣藥劑師、藥種商、製藥者取締規則施行細則」中大多規定，從事藥種商行業者須於店家門牌旁掛有藥種商行名稱、住址、負責人姓名等「二尺五寸╳七寸」之標誌，以方便管理。

藥品藥物的管理

臺灣總督府於西元1900年(明治33年)以律令第十七號頒布「臺灣藥品取締規則」，其中第一條規定「供醫療之用的藥品，其性狀品質有日本藥典記載者，須適合於同藥典之記載。而其為同藥典所無者，則須適合於所依據之外國藥典。」第二條規定，「前條之藥品，若非經內務省試驗所或臺灣總督府中央研究所之試驗封緘者，不得販賣與授與」。關於臺灣藥品試驗封緘，最初在總督府製藥所辦理，自1909年三月以後，因為設置中央研究所，於是廢除製藥所，並將藥品試驗封緘有關事務移於中央研究所管理。

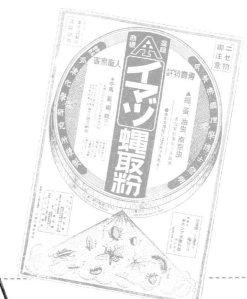

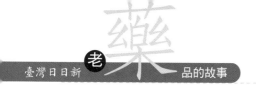

　　其後，臺灣總督府在西元1912年8月以府令第十六號公布「臺灣賣藥營業取締規則」。所謂「賣藥」即今日之「成藥」。該規則針對成藥製造業、或經營輸入、移入及販賣成藥者，詳加規範。如第八條規定，「成藥製造者，欲發行所製成藥時，須將其用法、用量及效能書，附納於容器或包裝之。並將自己姓名、商號、營業場所及成藥之名稱、定價，標明而封緘之。」同條之二規定「關於成藥之效能，不論以文書、語言或其他任何方法，除說明許可事項外，不得誇張而公示之。」同條之三「關於成藥廣告，賣藥容器、包裝或添附於成藥而頒布之文書者，不得記載下列諸事項：1. 暗示避妊或墮胎記事。2. 虛偽誇張之證明或謂有醫師等保證效能，使世人易生誤解之記事。3. 暗示醫治為無效，或暗以誨謗醫師之記事。」上述說明了成藥廣告不得記載墮胎、虛偽誇張的療效或有醫師保證等事項，不過《臺灣日日新報》藥品廣告欄內，會發現有不少廣告，都會印上某某醫師、某某醫學士、某某醫學博士推薦等的字樣，可見得這樣的廣告手法似乎是游走法律邊緣的作法。

　　其次，臺灣總督府為防止不良醫藥品的濫用，另外於1900年9月以府令第六十七號頒定「臺灣藥品巡視規則」，以警察、衛生官員或藥劑師為巡視員，以視察藥品販賣、製造、貯藏及使用場所。其視察要點是巡視藥品販賣、製造、貯藏及使用場所等是否符合「臺灣藥品取締規則」諸項規定，且規定巡視人員須配戴如下之票証以茲辨別。

正面　　　　　　　　背面

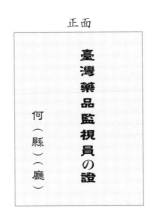

臺灣藥品監視員の證
何（縣）（廳）

（縣）（廳）印

　　後來各州廳為推行其規則，均配置具有藥劑師資格之技手及警察官員擔任巡視員。巡視採突擊檢查方式，巡視日期不先預告，巡視時間訂自上午八時至下午五時止。巡視的範圍包括藥劑師、藥種商、製藥者、醫院、醫師、牙科醫師、獸醫師等營業處。

　　由上述可知，臺灣總督府對於臺灣的藥業市場，不論是藥劑師與藥種商的資格認定，以及成藥品質的控管，均有其一定的規定與程序，規定得非常嚴格。至於藥品市場方面，由於臺灣總督府領臺初期對於傳統中醫的打壓，一時之間造成臺灣傳統中醫的不振，也使得在藥品市場中，「洋藥」（西藥）聲勢大過「漢藥」（中藥）。不過在中後期的藥品廣告中，也可以看到有不少「和漢藥」搶攻藥品市場，強調該藥品藥性溫和，絕對不像洋藥一般容易在人體產生毒素，引起身體不適。可以看到這一場洋藥與和漢藥的角力戰，就在《臺灣日日新報》的藥品廣告欄中漸次展開。

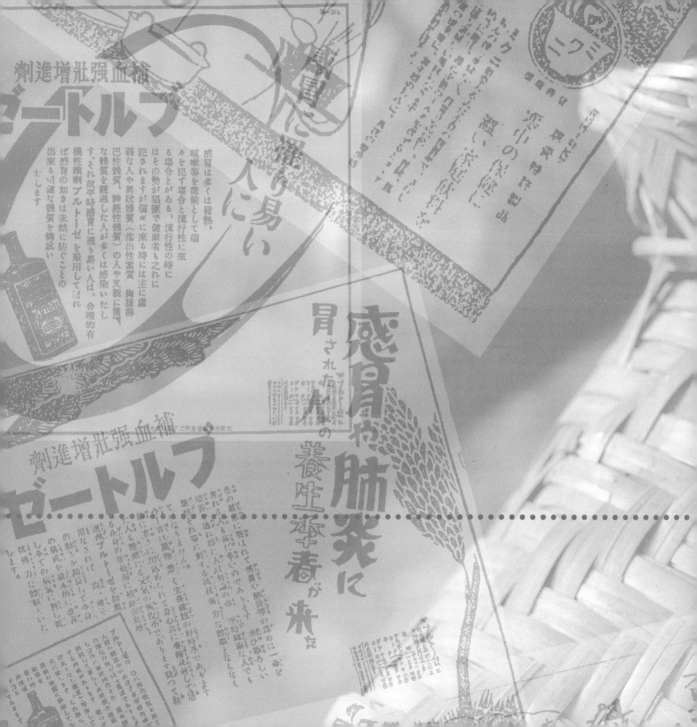

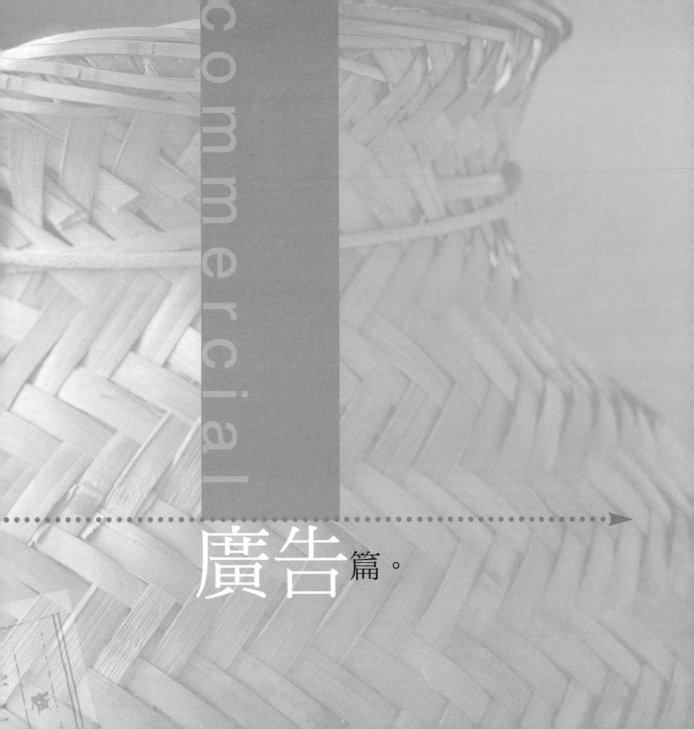

commercial

廣告篇。

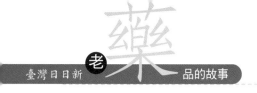
滋養藥品

你累了嗎？

　　「你累了嗎？」相信大家對這一句廣告詞印象都很深刻，這是某家知名廠牌的機能飲料廣告詞，廣告中瘦老公和胖老婆的「男人真命苦篇」，不僅內容令人發噱，更道盡現今男人的心聲，引起大家的共鳴，也讓消費者更深覺健康和體力在現代忙碌社會的重要性。這一款知名的機能性飲料標榜產品含維他命C、牛磺酸、肌酸、離胺基酸、菸鹼胺酸、β胡蘿蔔素及維他命B群等，可以持續旺盛精神、促進新陳代謝。對於現代上班族、勞動階層或大量工作者來說，是一瓶隨時提振精神、消除疲勞的好夥伴，尤其是他酸甜合宜的口感，冰涼飲用，風味絕佳，儼然已成為消除疲勞的飲料代名詞。但是你相信嗎？日治時期臺灣的藥品通路中，也有許多類似功能的滋養飲料，同樣標榜增強體力和恢復疲勞，它們在廣告文案中產品的宣傳標語，甚至不輸今日類似產品的廣告呢！

>> 補血強壯劑 ブルトーゼ

補血強壯劑 **ブルトーゼ** 的製造商是1894年創立的藤澤有吉商店，這間製藥店在日俄戰爭後開始擴張，並且蓋新的廠房，第一次大戰之後開始補血強壯劑 **ブルトーゼ** 的製造和販賣，逐漸發展製藥部門。

在廣告中，**ブルトーゼ** 被介紹為「有機性鐵蛋白酸化合物，與人體臟器中儲存的鐵份完全相同，是人體的強壯劑。」這間藥店的想法是，人體疲勞的現象會表現在筋肉和腦髓中，如果平常就注意補血強壯的話，就可以保有強健的身體，並且對抗疲勞，因此這種藥標榜不僅容易疲勞的人可以飲用，強壯的人若要保健身體也相當的適合，因為它含有平日維持身體機能必備的營養素，能夠刺激組織，促進新陳代謝，增進食慾，增加體內血紅素和紅血球的增長，讓虛弱的人改善體質，強壯的人增加體力(圖2-1)。身體和精神衰弱的原因，是因為筋肉和體內臟器不活潑，這

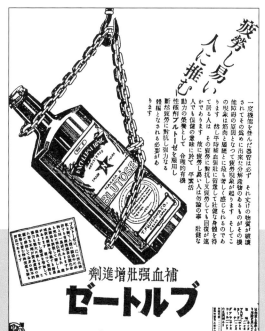

2-1

是因為身體營養的血液補給不足之故，如果服用的話，補充血液補給的

養分，活絡組織的新陳代謝，增進食慾、消去倦怠感、恢復血色、恢復

健康。

　　業者還認為，ブルトーゼ 含有豐富的營養素，每10克的ブルトーゼ

相當於30顆雞蛋、30顆蛋黃、500克牛肉、2000克牛奶、1500克鯛魚、

800克鰻魚(圖2-2)，可說是相當豐富。它富含肝臟的主要成分(造血素)，

含有豐富的營養素，如果不知道補血強壯劑的功能，是沒有資格談健康

的，常用的話，「就可以感受到活著的歡喜和幸福感。」

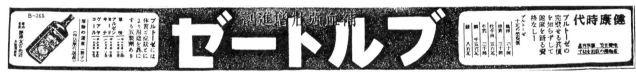

● 2-2

　　不但如此，這款補血強壯劑也適合體質虛弱的小孩和婦女產前、產

後的身體保健，還有對於容易感冒的人增加抵抗力也很合

適。ブルトーゼ 很適合抵抗力不佳的小孩飲用，有些小孩體質不佳，冬

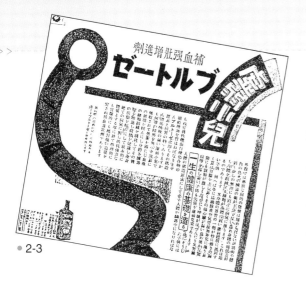

● 2-3

天容易併發扁桃腺炎或氣管炎，夏天容易引發腸胃炎，那是因為身體細胞體質虛弱之故，若是服用補血強壯劑，就可以強化血液的循環，刺激身體各臟器組織的活絡，增強身體機能，促進食慾，如此就可以對抗頑強的疾病(圖2-3)。

　　此外，它也很適合婦女產前、產後的營養補充，他們的想法是，活動力薄弱的新生兒，就是先天性的體質不好，這與母體的健康狀態息息相關。因此，如果母體健康的話，新生兒就會比較健康，反之，若是母體不健康的話，那麼新生兒就會比較不健康；如果早產兒的免疫力和造血作用比較弱，就必須注意營養和哺乳上的問題，因此，如果母體可以在哺乳的階段服用ブルトーゼ，補充所需要的營養，對新生兒的體質改善是有幫助的(圖2-4)。而

● 2-4

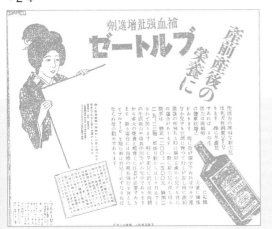

剛長乳齒七、八個月左右的幼兒，正是需要營養的時候，如果缺乏營養，不僅會讓臉色蒼白，還引起貧血，對智力發展會產生影響，為了避免母乳和牛乳的營養素不足，缺乏對於造血相當重要的鐵質，因此，母親在幼兒離乳期時候適當的選用補血增強劑，對於幼兒的成長發展相當有幫助(圖2-5)。

ブルトーゼ 對於容易感冒的人，也很適合(圖2-6、圖2-7)。感冒的症狀大多是發熱、咳嗽等症狀，流行性感冒來勢洶洶，若是體質虛弱者就很容易罹患感冒，而平常如果即服用補血強壯劑，那麼便可以增強體質，抵抗病毒的侵入。

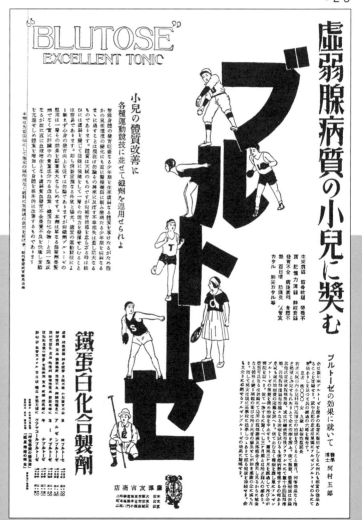

它也適合在夏天的時候當作營養的補充品，因為夏天身體的機能較緩慢，食慾減退，胃壁消化吸收不

良，影響牛肉、雞蛋等營養素的攝取，因此夏天的時候能以補血強壯劑補充營養份攝取的不足。

　　為了強調補血強壯劑的療效，藥店還特別找了醫生當使用見證人，醫學博士河村五郎就說，他親眼

見到一個得到結核性腹膜炎的九歲的小女生，服用ブルトーゼ之後奇蹟痊癒的故事。根據那位醫師的説

法，那個小女生在大阪市內小兒科內接受治療幾個月，卻不見療效，原來家人已經絕望了，後來在因緣

際會之下他接手小女孩的診療。河村醫生用了多種方法治療，剛開始也不見療效，病家甚至因為苦於龐

● 2-6 　● 2-7

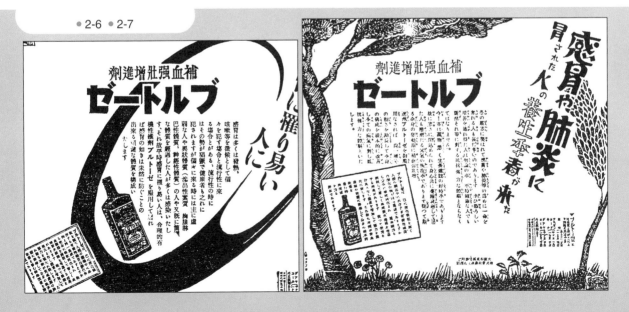

大的醫療費用，因此要求他即刻停止所有的醫療行為。這位醫生因為不忍心小女孩斷送生命，因此雖然停止診療，但還是讓女童服用補血強壯劑，補充體力。沒想到三個月之後，當河村醫生再度造訪醫院的時候，女童與三個月前判若兩人，不但營養充足，局部的腹脹和疼痛已經完全消失，恢復成從前健康可愛的模樣，原本已經對女童存活不抱期待的雙親，也相當的感謝醫生的處方，這位女童病癒之後恢復正常作息，每天通勤上學，一點都沒有後遺症，因此醫生對補血強壯劑的效果相當驚嘆。筆者撰寫這篇文章的時候，臺灣剛好有兩位開業醫生為商家的產品代言而引來爭議的新聞鬧上媒體，姑且不論**ブルトーゼ**的藥效是否真如這位醫生所代言的這樣神奇，但是能想到利用醫生代言拉抬產品的知名度，足見這間藥店的商業頭腦不輸現代商家呢！

>> 可以像大關一樣強壯的次亞燐

　　除了補血強壯劑之外，日日新報上還有一種滋養飲料，就是「次亞燐」。根據它的廣告文案，開發這款滋養飲料的業者認為，當今這麼多的流行病中，最可怕的就霍亂和瘧疾，而最常被這些疾病入侵的人，多半是營養不足的人或是貧血的

次亞燐

を服用すれば無病長壽の健康を得る事確

を見赤乳兒に服用せしめば發育強壯健

20

人，為了避免這樣可怕的疾病在國內蔓延，因此必須把國人的身體養壯。而次亞燐富有讓身體變強壯的成分，這個成份就好像人體的肥料一樣，具有強壯劑的元素，可以有效改善肺病、肋膜炎、貧血、衰弱、心臟神經、喘息、胃病等，效果相當顯著，可以説是惡疫入侵的最佳預防劑。不論是食物容易腐敗腸胃容易生病的春天和夏天，適合養生的秋天和冬天，次亞燐一年四季都很適合飲用(圖2-8)。

● 2-8

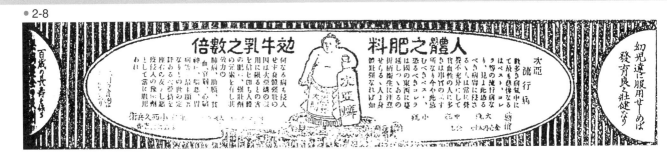

日日新報中的次亞燐廣告相當的豐富，一眼就可以看出廣告的訴求，生動活潑的廣告讓人很佩服當時廣告設計者的創意。説到次亞燐，當然不能不提到它的商標，也就是「大關」。大關是是日本相撲的位階，其地位僅次於相撲最高榮譽「橫綱」，大關強壯的樣子讓人一看到他就想起次亞燐。所

● 2-9

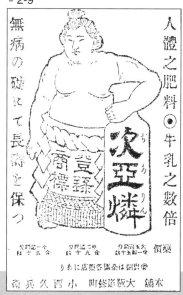

有跟次亞燐有關的廣告中，大關就像一個靈魂人物，搭配其他內容，貫串整個廣告的核心價值(圖2-9)，讓人一看到大關，就想到次亞燐強壯劑的效果。例如：有一張廣告是以數學的公式來解釋次亞燐對人體的重要性，右邊的圖是一個肥胖的紳士，缺乏次亞燐之後，就變成一個穠纖合度的人；左邊則是一個瘦子服用次亞燐之後，變成一個體格標準的人，感覺很有意思(圖2-10)。其他還有一些方塊廣告，雖然篇幅不大，但也頗有創意。例如：有一張廣告大

● 2-10

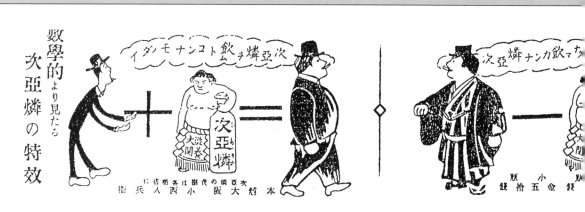

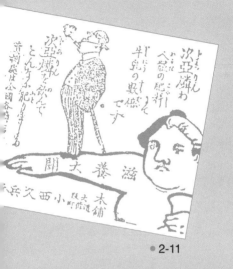

2-11

關伸出他強壯的臂膀，上面站著一位叼著煙斗的先生，強壯的大關就是次亞燐象徵，意味著次亞燐的強大的滋養功效可以撐起一個人，讓人無後顧之憂(圖2-11)。還有一個廣告，以一棵大樹作為背景，大樹寫的次亞燐，樹的中間則是大關的圖像，左右兩邊則介紹次亞燐的功效，讓人覺得次亞燐就像大樹一樣，護衛民眾的身體健康(圖2-12)。

2-12

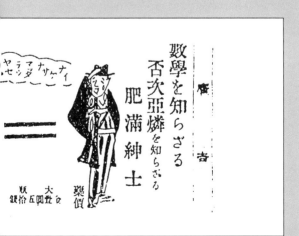

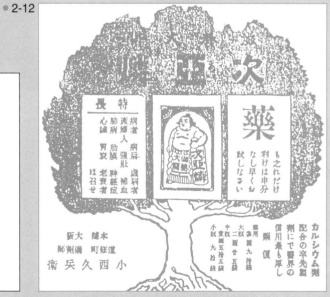

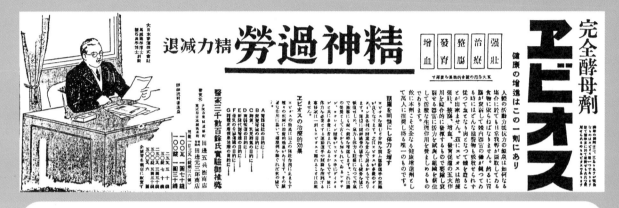

● 2-13

>> 食慾促進營養素：エビオス

　　第三種滋養飲料是**エビオス**，它是一種完全酵母劑，這間藥店的理念是，人體的活動力和抵抗力的泉源來自日常生活攝取的食物，然而，人體因為腸胃不適，或者是體內器官功能比較弱，有時候並無法充分的吸收所攝取食物的營養，以至於身體無法充分的製造養分，造成人有體力不足、精神不佳的狀況。而**エビオス**有強壯、整腸、增血、促進發育等五大功能，在綜合作用之下，可以活絡體內臟器的功能，讓衰弱的器官重新恢復動力，促進組織的新生，因此**エビオス**是一種健康增進劑。**エビオス**的效果不是只有促進食慾而已，它對於強壯胃腸、增進營養、治療腳氣病、恢復體力、促進新陳代謝、催化母體分泌母乳，以及治療皮膚病等，效果也很好(圖2-13)。

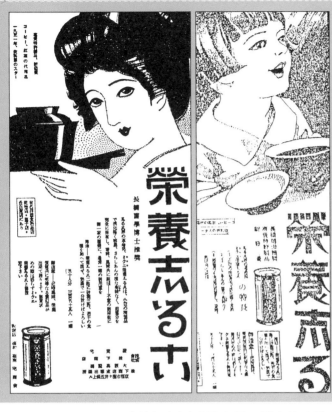

>> 寒冬保健的家庭飲料：營養志るさ

　　第四種滋養飲料是松下商店出廠的「營養志るさ」，這個滋養飲料的飲用方法是，將「營養志るさ」二大匙、砂糖三大匙，沖入適量的熱開水，攪拌均勻即可食用，食用方法相當方便。這一款滋養飲料跟上述介紹的三種滋養飲料不同的是，它比較溫和，走的是家庭飲料的路線，因此它的廣告圖像也以溫馨的家庭圖案為主，而不見其他產品充滿積極奮鬥或是力量、鬥志的味道，強調的是媽媽照顧家庭、照顧小孩的用心良苦，或許是因為溫馨取向之故，所以反而更能吸引人。「營養志るさ」主攻家庭飲品市場，因此廣告中看到的不是調配「營養志るさ」給小孩們飲用的溫柔母親(圖2-14)，就是準備食用「營養志るさ」充滿喜悅的小女孩(圖2-15)，搭配一碗熱呼呼的「營養志るさ」，讓人光看到廣告，就感到無比的溫暖呢！

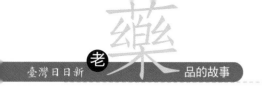
肝油

保護眼睛、鞏固牙齒、骨骼強壯

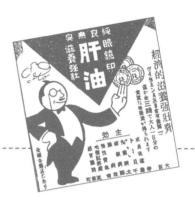

「保護眼睛、鞏固牙齒、骨骼強壯！」相信大家對這個家喻戶曉的電視廣告用詞都耳熟能詳，當時小童星皓皓在廣告中活靈活現的演出，讓很多六年級生都印象深刻。十幾年前業者引進日本河合製藥株式會社的明星商品「肝油球」，當紅的小童星搭配生動的廣告台詞，一推出即造成轟動，不僅家喻戶曉，民眾更是對廣告台詞朗朗上口，當時很多小朋友都吃過這個產品呢。不久之前該公司更換了臺灣的進口商，新的進口商將這個產品正名為「KAWAI 肝油球」(KAWAI即是製藥公司「河合製藥株式會社」的日文發音)重新在市場上販售，試圖繼續延燒這股風靡台灣十多年的魚肝油狂熱。

>> 魚肝油小史

魚肝油是由魚類肝臟煉製的油脂，常溫下呈現黃色透明的液體狀，因為含有豐富的維生素A、D，除了防治夜盲症、角膜軟化、佝僂病及骨軟化症的症狀外，對呼吸道上層黏膜等表皮組織也有保護作用。很早以前，以捕魚維生的北美洲格陵蘭人、愛斯基摩人和北歐的拉普蘭人就把魚肝油作為藥品使

用，認為魚肝油可以促進健康和治療疾病，但是直到18世紀中葉，才由英國正式大規模地試用於臨床診斷上。瑞典著名的植物學家林奈（Carolus Linnaeus, 1707-1778）更進一步斷定深海鯊魚肝油具有「奇蹟性的能力（miracle working）」，除了能治療許多皮膚疾病外，也是男性氣慨的精力來源。在東方世界，對於魚肝油的研究也不遑多讓，中國明朝時候的李時珍在他所寫的《本草綱目》中，便有記載鯊魚的肝油具有解毒效果，可見中國早在14世紀時，鯊魚肝油就已經被當作藥物使用。日本也是一個以捕魚為傳統的民族，漁民對於鯊魚肝油的神奇功效亦深信不疑。魚肝油的效果廣為人知之後，還在人類世界掀起一股「魚肝油狂熱」（codliver oil therapy）。當時為了獲得魚肝油，據說有大量的海豚、鱷魚、大比目魚和鯊魚被捕捉，由此可見人類多麼著迷於魚肝油的神奇療效。

最初生產魚肝油的方法，是把深海魚的肝臟放在水中，讓肝油和水自動分離，之後擷取浮在水面上的魚肝油。1848年挪威開始用水蒸汽加熱法，1880年日本進一步採用水煮法，開創了日本魚肝油的生產歷史。目前世界上生產最多的是鱈肝油，其次為鯊肝油，主要生產國家則是挪威、冰島、法國和日本。

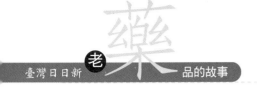
>> 河合製藥株式會社與河合龜太郎

臺灣民眾對KAWAI肝油球的印象或許僅止於10多年前的電視廣告，不過河合製藥株式會社製造肝油的歷史可是相當悠久。日治時期該公司就曾經在臺灣販售過肝油，當時可還是該公司的強打商品。河合製藥株式會社的創立者是河合龜太郎，1876年(明治9年)5月1日出生於靜岡縣。小時候他曾經夢想從政，當一個官吏，但是明治12年他的父親去世之後，轉變了他對於人生的看法。河合龜太郎在16歲的時候，捨棄了從小從政的志願，並且自中學輟學，進入私立藥學校（現在東京藥科大學的前身）就讀。幾年之後，順利地以第一名的成績自學校風光畢業，在通過藥劑師考試後，直接進入當時日本研究病理學很著名的北里研究所，擔任第一高等學校教授的助手，負責指導有志於藥物學的學生有機化學的實習工作。然而，河合龜太郎卻因為過度沉浸在研究當中，不慎罹患胸部疾病，最後不得不辭去教職。

28

　　辭去教職之後，為了專心療養身體，河合龜太郎轉任平塚的杏雲堂
病院，在裡面擔任藥局長的職務。因為自己也有病痛的關係，他成為最
了解病人心情的藥局長，為病人調配藥方時都非常地
用心。在這個時候，肝油雖然已經成為醫生推薦的保
健強壯劑，但缺點是肝油有一股腥臭的味道讓人食不
下嚥。於是河合龜太郎下定決心，要改良肝油腥臭的
味道，才能使需要服用肝油的人可以開心地服用。

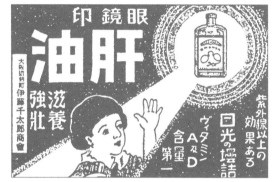

1911年，河合龜太郎發明了可以讓肝油安定的固型乳
劑，並且開始販賣日本最早的肝油製劑，他研究的「食用容易的肝油」
獲得日本藥學界高度的評價，後來甚至被推薦成為「ミツワ研究所」的
主任研究員，那時他才34歲而已。之後，河合龜太郎進一步改進肝油的
缺點，研究出讓兒童也能夠食用的肝油，也就是開發出「軟」的肝油。
那是全世界第一次有人成功地將魚肝油固化、乳化製成球狀，首創出無
腥味、無色素的兒童營養補給品。河合龜太郎甚至還改良出有甜甜水果
味道的肝油球。甜甜的水果風味，再加上軟糖QQ的口感，連挑嘴的小孩

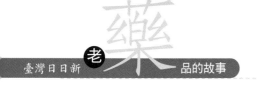

也能輕易地入口，甚至連大人也愛不釋手呢！河合龜太郎將它取名為肝油ドロップ」（肝油球）。

1923年，河合製藥所在東京成立，1924年河合龜太郎進一步成立河合研究所，專門研發肝油球等新藥。1931年，河合龜太郎終於獲得藥學博士的學位，並且陸續獲得幾樣肝油的專利，在肝油最困難的脫臭、成分濃縮方向等貢獻頗大，後期更以維他命的安定化研究獲得11項的專利。1941年，他進一步在東京中野住吉町設立總公司、工廠和研究所，直到1943年，才正式成立河合製藥株式會社。

>> 一天一顆肝油球

如果問起現在五、六十歲的日本人，小時候的學校回憶，印象最深刻的是什麼？十之八九都會告訴你是「吃魚肝油」。為什麼在日本，幼稚園和國民小學會有讓學童吃魚肝油的傳統呢？這完全歸功於河合龜太郎的先見之明。在「如果沒有健康，就沒有教育」這樣的理念之下，肝油ドロップ開發成功之後不久，1932年，河合龜太郎開始製造販售「學校用肝油球」，希望將健康且對孩童有益處的肝油球深入推廣到學園。他的想法獲得許多

教育界人士和學童家長的支持，甚至還發起全校吃肝油球的活動，當時就規定日本全國的小學生都必須

吃肝油球，每天時間一到，學校就會把全校的學生集中到禮堂，一人發一顆肝油球給小朋友們。如果遇

到寒暑假或是較長的假日，學童無法到學校，學校還會計算假期的天數，把一定數量的肝油球裝在罐子

裡一次發給學生，讓學生在家裡也可以一天吃一顆。由於肝油球甜甜的實在是很像糖果，有時候，一次

發給小朋友太多的結果，往往很多小朋友會忍不住把它當做糖果一天就吃掉好幾顆，結果就是遭來大人

們的一頓臭罵！日本學校一天一顆肝油球的措施一直延續到1955年左右才停止，但是直到今日，儘管時

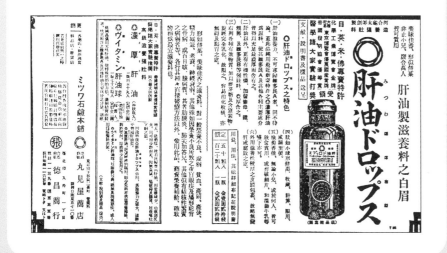

3-1

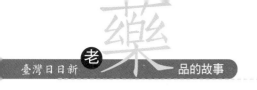
代遞嬗,當今日本的小學生營養狀況已經大大提升,全國小學生吃肝油球的運動也已不復存在,但是日本還是有一些小學校、幼稚園及保育園仍然持續著每天吃肝油球的傳統呢!

>> 報紙上的肝油球廣告

從日日新報上的廣告來看,日治時期臺灣市面上販賣的魚肝油種類頗多,有肝油球、肝油乳,也有液體狀的濃縮肝油等,製造的藥廠也不盡相同。河合株式會社的商品有肝油球(圖3-1)和濃縮肝油兩種。廣告中標榜河合肝油球是深海魚的肝臟所提煉的營養食品,富含脂溶性維他命:維他命A和維他命D。維他命A可以維持眼睛和皮膚的健康,維他命D則是可以促進骨骼和牙齒的發育。廣告上強調,選擇服用肝油球有幾項好處,就是不必和水即可服用,服用的時候不會有肝油的腥臭味,也不會有因為腸胃障礙的問題而上吐下瀉的問題,選擇肝油球,還有攜帶方便,便於計算劑量,以及不會變質腐敗的好處。更重要的是,肝油球有像水果一樣的香味,小孩更易於接受。對於營養不良、虛弱、貧血、產前產後、精力減退、老衰、精神衰弱、還有因為營養不良而引起的夜盲症,以及具有骨病、百日咳、結核病等症狀的病人來說,可說是最佳的營養補給品。

● 3-2

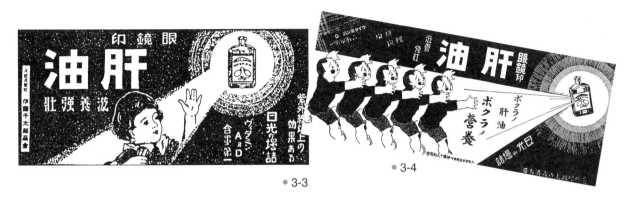

● 3-3 　　　　　　　　● 3-4

　　河合製藥株式會社出廠的肝油球還有另一個姊妹品，就是「濃厚肝油」（圖3-2），也就是現在所說的

濃縮肝油。這個跟球狀的肝油球不一樣，是液體狀的肝油，食用的方式是只要滴一滴，配合溫開水服用

即可。廣告上說，這種肝油跟普通的肝油不同，因為他的用量只需要普通肝油的十分之一，當然在製造

的過程中也盡量的克服傳統魚肝油有腥味的問題，一個大人平均每天需要的份量，只要一小茶匙就夠

了，適合每天飲用，十分經濟實惠，療效則與肝油球相同。

　　　除了河合製藥株式會社之外，還有其他的廠牌的魚肝油也曾出現在日日新報的廣告上，例如：由伊

藤千太郎商會發售的眼鏡牌肝油即是。這個牌子的魚肝油廣告，可以說是所有魚肝油廣告裡面最花俏

的。最常見到的廣告就是遠方有一瓶散發光輝的魚肝油，照耀在一個(或是數個)小孩身上，感覺像是小

孩們蒙受魚肝油的照顧一樣（圖3-3、圖3-4），這間公司明確的將產品定位在對小孩的照顧上，認為培

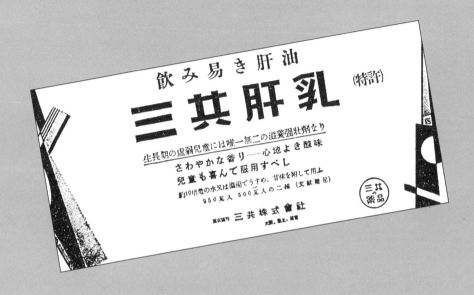

飲み易き肝油

三共肝乳 (特許)

生長期の虚弱兒童には唯一無二の滋養強壯劑なり
さわやかな香り──心地よき酸味
兒童も喜んて服用すべし
約10倍量の水又は溫湯でうすめ、甘味を附して用よ
250瓦入 500瓦入の二種 (文献贈呈)

東京區町 三共株式會社
大阪、熊本、福岡

三共の藥品

● 3-5

育優秀的小孩是國家和家庭的責任，而只有服用眼鏡牌魚肝油才能達到增進小孩體魄，讓小孩健康成長的目的。

　　此外，類似的產品還有三共株式會社出品的三共肝乳（圖3-5）和三共維他命A（圖3-6）。三共肝乳標榜是成長期的虛弱兒童獨一無二的滋養強壯劑，氣味芳香酸甜，沒有肝油的臭味，所以討厭肝油味道

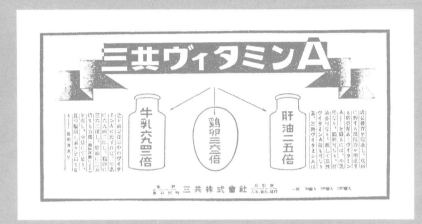

● 3-6

的人也可以飲用，因為是乳狀肝油所以好消化、好吸收，服用的時候配上10倍的溫開水尤佳。而三共維

他命A可以算是魚肝油產品的進化版，廣告上說，雖然促進成長發育、抵抗疾病及增加抵抗力等功效，

使用肝油、牛奶及雞蛋等營養品也可以達到，但若是把三共維他命A與上述這些營養品相比較的話，維

他命A的含量是肝油的25倍、雞蛋的362倍、牛奶的6942倍，當然也就對於營養的補充，或是因為缺乏

維他命A所引起各種症狀的治療更加具有療效！

腦藥

記憶與頭腦的護衛

　　現代人的工作壓力頗大，頭痛幾乎變成現代社會的文明病，有時候事情一多，忙碌起來常常會有頭痛的毛病，頭痛的時候腦袋欲裂的感覺，實在是令人痛苦萬分，這時候真恨不得有大羅仙丹可以治療腦袋的痛苦。如果此刻你正為頭痛所苦，你會選擇什麼藥物抒解頭痛呢？是不是最普遍的成藥普拿疼？那近代的日本或是日治時期的臺灣人如果犯了頭痛症，最普遍的止痛藥是什麼？答案就是「健腦丸」。

　　健腦丸是日本近代頗負盛名的腦類藥品，當時丹平商會因為成功開發健腦丸而一炮而紅，大受激勵之下，四年後緊接著又推出牙痛藥品今治水，這兩款藥物成為丹平商會的火紅藥品，從戰

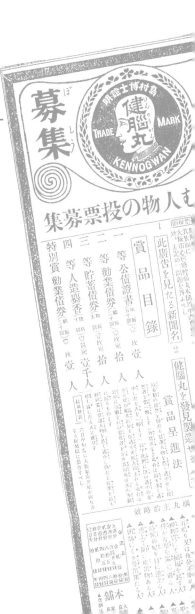

前一直販賣到戰後，可以說健腦丸是奠定丹平商會事業基礎的重要產品。其實，健腦丸的功能相當多元，凡是讓腦袋健康的事情通通一手包辦，獨特的促銷和廣告手法也讓人相當印象深刻，直到現在，不論是走訪日本具有古意的街道巷弄，或者是到臺灣的復古餐廳用餐，總是會看到健腦丸獨特的側身光頭廣告圖像，由此可見當時健腦丸的走紅程度。

丹平商會與森小二郎的故事

健腦丸的發明人叫做森小二郎，他年輕的時候，就已經被看出有製藥的潛力，1897年，森小二郎進入剛創校不久的大阪藥學會附屬學校進修，畢業之後，報考內務省的藥鋪開業考試，順利取得藥劑師的資格，後來從事藥品批發生意。森小二郎從事藥品批發生意的過程中，由於先天體質的關係，經常頭暈，他發覺當時並沒有能夠讓頭腦清醒的藥物，於是他利用所學，潛心研究開發出健腦丸。

森小二郎開發地健腦丸成功地打響了知名度一炮而紅，創製了迎合時代潮流的健腦丸之後，森小二郎被富有的森家招贅，從此繼承森家，名字也從森小二郎

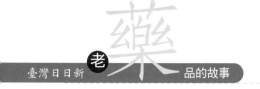
改稱第六代森平家衛。森家本來是歷代經營日式鞋子的傳統老店，明治維新之後改為公司組織，1894年進一步在大阪的心齋橋創設「丹平商會」，經營各種日式鞋履生意，後來還兼做賣藥的生意。森家會從傳統的日式鞋履店兼營賣藥生意，是因為森家有個親戚本來開了一間藥房，但因為生意不好而關門，並且把藥店轉讓給第五代森平兵衛，森家從此開始兼做藥店生意，明治初年的日本，只要申請賣藥的執照就可以從事賣藥生意。至於「丹平」這個商號的由來，取的是在江戶時代1755年將軍德川家重時期，大阪第一代店東丹波平兵衛姓名中的「丹」和「平」兩個字命名而來的。

>> 日日新報中的健腦丸廣告

在台灣日日新報的廣告中，一個光頭側臉的腦袋，旁邊寫著健腦丸的標準圖像當然是不可少的（圖

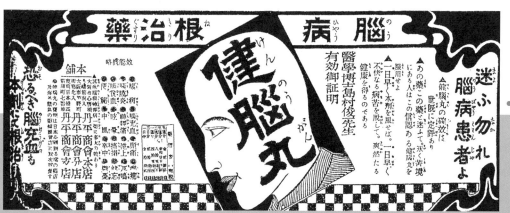

● 4-1

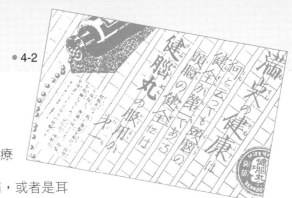

4-1），在文字描述中，健腦丸被行銷為可以治療

各種腦病的特效藥（主治腦病、頭痛、神經痛，或者是耳

鳴、腦膜炎、中風、腦貧血、頭痛、便秘、憂鬱、健忘等症狀），這個藥品是藥界泰斗醫學

博士島村俊一指導之下的產品，可以治癒數年難治的腦病，是腦神經藥界的霸主。

　　而明治維新之後，日本國內爭相學習西方技藝的同時，也掀起一股富國強兵的風潮，培養強健的體

魄和精明的頭腦成為日本社會競相追求的目標。除了治療腦袋有形的病痛，森小二郎也強調健腦丸在改

善記憶力和增進頭腦功能上的重要性，標榜只要服用該藥丸，就可以讓頭腦明快增加記憶力，逐步邁向

成功。從各式各樣的廣告標語，例如：「滿分的頭腦是健康的第一步，頭腦健康就要服用健腦丸」（圖

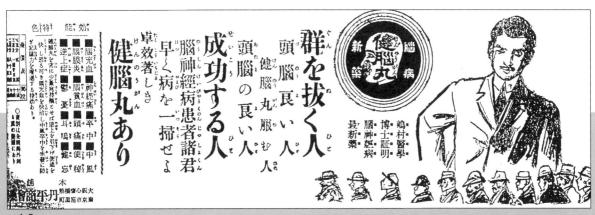

● 4-3

4-2)、「出類拔萃的人、頭腦好的人都吃健腦丸」（圖4-3)、「莎士比亞說記憶力是頭腦的護衛，而健腦丸則是記憶和頭腦的護衛者」（圖4-4)、「是實業家、官吏、學生、資本家等人，日常生活不可或缺的一大良藥」等，就可以一窺端倪。甚至，或許是時代潮流的關係，感覺起來，森小二郎對於健腦丸的期待，增進無形的頭腦功能更勝於治療有形的腦病。

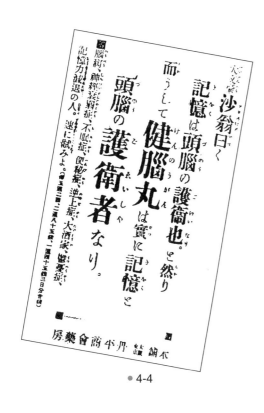

● 4-4

>> 森小二郎的廣告行銷創意

森小二郎相當具有廣告創意，他對如何推銷自家公司的產品相當有一套。健腦丸最有名的廣告圖片，就是一個光頭側臉圖像，在當時的報紙廣告只刊登文字與商標的時代，中間有人像的廣告顯得新穎而且特別醒目。1898年，丹平商會的負責人兼這個藥的開發者森小二郎，在報紙「大阪朝日新聞」上刊登廣告，宣導腦健康的重要性，他

> > > >

在報紙上面説「腦髓為精神的首府，凡萬機之政皆
出於此，如斯貴重的腦若不健康，不僅無法立足於日
新月異、優劣勝敗之世，以從事各行業，國家之損失亦
無更甚於此者。余有鑑於此，徵之病理，鑑之藥性，千萬
思考之餘，發現一藥劑，名之為健腦丸。」日本在明治維
新之後，西方文物大批流入，使得知識的重要性提高，森二小郎在這個時候欲見到將
來人們重視勞心重於勞力，頭腦的健康必定會成為熱門的話題。健腦丸可説是對時代
的潮流有先見之明的腦藥，果然健腦丸發售之後大受歡迎，相當地暢銷。

　　並且，為了促銷健腦丸，他還想出很多行銷策略，噱頭十足。在他的創意之下，
丹平商會在報紙廣告上舉辦過一次投票，要讀者票選各行各業中最優秀的人物，這裡
面有政治家、軍人、實業家、小説家、演員、相撲選手等人，為何他會想做這樣的投
票呢？森小二郎的想法是，偉大的人都是頭腦健全的人，如此才能成就大事業，而健
腦丸特有的效力，可以讓生病的人頭腦迅速的恢復，因此對於能夠表彰這些不管何時
何地頭腦都處於巔峰狀態的優秀人物，是他們的榮幸。丹平商會大手筆的舉辦這一次

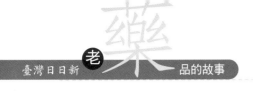

的票選，由讀者來票選各行各業最優秀的人，然後從最高票的人當中抽出票選他們的讀者，這些幸運被抽中的讀者，可以獲得相當優渥的獎金：第一獎是公債面額五十圓的證書，名額只有一位；第二獎是面額二十圓的勸業債券，名額有十位；第三獎則是面額五元的儲蓄債券，名額有十位；第四獎則是人造麝香，名額有一千位；特別獎是面額二十圓的勸業債券，名額有一位，獎金相當優渥，算是很大手筆（圖4-5）。

不僅如此，1906年12月，丹平商會為了慶祝健腦丸發售十週年，還舉辦了大規模的懸賞活動，廣告的標題是：「請問全天下人士，鉅金三千圓該如何處理？」也就是說，丹平商會即將投入三千圓作為公益事業的資金，並且詢問社會人士該以什麼樣的活動做為對象，請大家投票決定，在當時糙米一石才十圓的年代，三千圓是一筆很大的

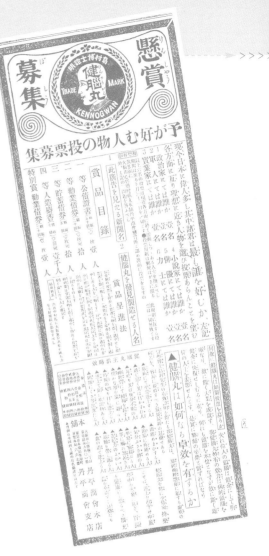

● 4-5

> > > > >

錢，社會上的人都因為這個破天荒的廣告而感到震驚。懸賞的內容是說，對投票「甲」案贈送獎金一百圓，「乙」案五十圓，大家踴躍應徵的結果，這筆鉅款果然分別捐給了孤兒院、圖書館及感化院等，由此可見森平兵衛促銷藥品、製造話題的功力，還有健腦丸銷售成功之下，丹平商會驚人的財力。

>> 也可以治便秘

　　健腦丸不僅是腦藥，神奇的是它居然還可以治療便秘！甚至到了現代，腦藥的功能已經不再被提起，健腦丸已經完全以便秘藥之姿流通在日本的藥品市場。治腦袋跟治便秘，乍聽之下完全是風馬牛不相及的東西，卻可以靠同一種藥品治療，健腦丸的開發人森小二郎的想法究竟是什麼呢？原來，森小二郎認為胃腸又稱為「心的鏡子」，胃腸的健康程度，對頭腦的功能或心情都有密切的關係，只要胃腸不舒服，就會導致神經過敏，焦躁感也有增無減，反過來說，如果胃腸順暢，頭腦就會舒暢許多。因此，在健腦丸的廣告中，也可清楚的看見其標榜便秘的療效，強調健腦丸也可以促進消化機能，讓排便順暢等功效。

　　健腦丸剛開始時主打的是腦神經藥，便秘藥只是附帶的功能，但是在二次大戰之後，接

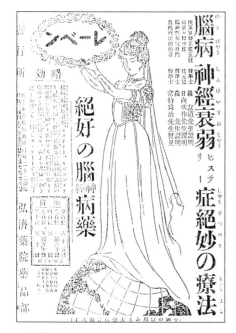

● 4-6

受日本政府的行政指導而改為便秘藥，並且將藥品名稱「健腦丸」當中的腦字，改為假名的のう，變成「健のう丸」。現在還不清楚為什麼健腦丸會在戰後由主治腦袋改為主治便秘，但是現在只要一提起「健のう丸」，大家直覺反應就是便秘藥，而非腦藥。現在日本藥店內所販賣的「健のう丸」，主治頭重、肌肉酸痛、食慾不振、嘔吐、腸胃不適及痔瘡等，與森小二郎所訴求的腦神經藥已大不相同。

>> 其他品牌的腦藥

除了健腦丸之外，日日新報上也可以看見其他牌子的腦藥，例如：弘濟醫院藥品部出品的レーベン（圖4-6）、山崎帝國堂出品的腦丸（圖4-7），以及壽仁堂藥房出品的腦鼻液等。以上幾種藥品，最有趣的當屬腦鼻液，該藥是由福岡醫科大學教授久保醫學博士和東京耳鼻咽喉科院長金杉醫學博士研發，根據兩人的理念，他們認為腦神經衰弱、氣喘及癲癇的症狀，是因為鼻腔內黏

膜異常引起的，但是一般患有腦疾的病人通常選擇服藥之後，安靜的休息等待痊癒，並不會想到所患的疾病是否與鼻腔黏膜有關。但是如果病人有治療鼻腔的勇氣的話，使用腦鼻液會比服用藥物更有效，使用方法是將藥品放在鼻子底下，閉緊嘴巴一個深呼吸，就可以將藥水吸進鼻腔中。這個藥品的廣告甚至還宣示「服藥是腦病的大敵」(圖4-8)，可見其對自家產品多有自信！

● 4-7

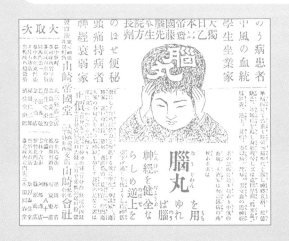

● 4-8

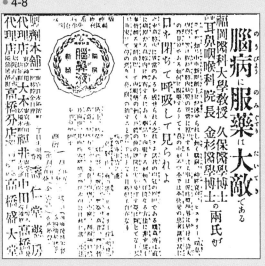

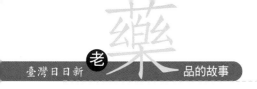
中將湯

女人通往幸福的第一步

　　津村順天堂(即今日的「株式會社 **ツムラ**」)發行的中將湯

(圖5-1)，自明治年間成為商品發行以來已有一百多年的歷史，一直

到今天仍是各年齡層女性身體調養的重要藥品。不過很多人都知道

中將湯，但卻很少人知道中將姬的傳說，也很少人知道中將湯與入浴

劑「巴斯克林」(日文：**バスクリン**)間的關係。話說從頭，這一切都要

從津村順天堂的第一代社長津村重舍說起。

>> 中將姬的傳說

　　西元1893年(明治26年)的4月10日，津村順天堂第一代社長津村重舍在東京

的日本橋開設一家藥種商店，正式掛上「中將湯本舖　津村順天堂」的看板開

始營業，這是津村順天堂的開始。津村重舍出身於奈良縣宇陀郡，是三兄弟中

廣告篇

的二男，後來就讀於東京商業學校。由於津村重舍的母親娘家藤村家，代代從醫，家傳有一帖「清心中將湯」的婦女病藥方。這帖清心中將湯的由來，相傳是來自於中將姬的傳說。

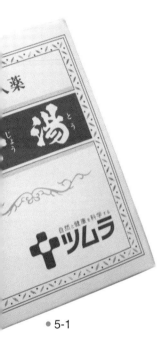

● 5-1

據說在奈良時代聖武天皇天平19年（西元747年），藤原鎌足的曾孫藤原豐成與其妻結婚多年卻一直都沒有小孩，經過多年在神佛前的禱告下終於產下一女，取名為中將姬。中將姬五歲時，生母過世，父親迎娶一位繼母。由於八歲那年，中將姬在一個祝賀宴會上彈琴受到大家的讚揚，因而奪走繼母的風采，此後繼母對她懷恨在心，幾次想要殺死她，但都沒有成功。中將姬十四歲時，繼母趁藤原豐成遠行之際，命令家臣殺死她。但是家臣認為中將姬是個善良的女孩，不但沒有殺死她，甚至還幫助她在深山之中隱居起來。翌年，原以為中將姬已經死去的藤原豐成在山中意外與中將姬相會，於是將中將姬帶回。然而，中將姬對世間繁華已不再眷戀，遂於名剎當麻寺出家為尼。此後，中將姬不斷專研佛法，於29歲之齡過世。由於中將姬離家後，最初寄身之處就是津村順天堂的創業者津村重舍母親的老家藤村家，因此雙方有了密切的交流。之後，中將姬在當麻寺修行時，經常運用自己所學的藥草知識醫治百姓疾病，所以處方也就傳入了藤村家，這就是後來藤村家代代相傳「清心中將湯」的由來。

明治年間開設津村順天堂的津村重舍，深深地了解到中將湯雖然對於婦女疾病確實有良好的功效，不過若是沒有好的行銷方式也是白費工夫。因此津村重舍巧妙地利用母親娘家中將姬傳藥的傳說，將中將姬形象加以圖像化，並聘請當時尚未出名的畫家高畠華宵描繪中將姬的圖像，作為津村順天堂的商標。其後，中將姬的圖像雖然隨著時間的演變在細節上有些許的變動，不過戴著花環，有著溫柔清秀的臉龐與善良清澈雙眼的中將姬，仍然是百年如一日。比較特別的是，中後期的中將姬圖像，特別強調她背後的光環。這個光環是個很特別的意象，象徵中將姬的「法力」（中將湯的藥效）強大能夠驅趕病魔，換句話說，就是有著「病魔退去」的意思。

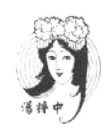
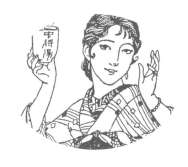
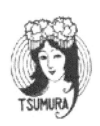

> > > > >

　　中將湯的價格，在米一升九錢的時代裡，一日份的中將湯就要七錢，實在說不上是便宜的藥品。因此，津村重舍運用各式各樣的廣告方法，很努力地要打響中將湯的名號。例如，他一開始在本社的二樓，使用中將姬的電器看版吸引來往眾人的目光。這種華麗的效果就像是今天的霓虹燈一般，有著醒目的效果。除此之外，他還利用廣告氣球宣傳，並將印有中將姬圖樣的浴衣免費發送給大眾，藉以打開中將湯的知名度。這些宣傳手法，在今天看來都很平常，不過在當時可真的是非常新奇的作法。從另一個角度來看，津村重舍真的是一個前瞻性很高的廣告奇才。

　　除了利用電器看板、廣告氣球等方式來提高中將湯的知名度以外，相傳津村重舍還有一招直搗人心的中將湯宣傳妙招。其實在明治時代，除了中將湯以外，針對婦女疾病的藥方，不管是洋藥還是和漢藥，數量與種類實在是多不勝數。「實母散」就是其中一種。在當時，實母散的名號還遠遠勝過中將湯。

巧合的是，實母散的商店就位在津村順天堂附近，因此津村重舍常常遇到前來詢問購買實母散的客人。反應很快的津村重舍，於是心生一計。他一一前往沒有販賣中將湯的商店詢問：「請問有沒有在賣中將湯啊？」想當然爾，這些店家都不會有販賣中將湯。於是他就會繼續說明：「因為要趕回鄉很急啊。家裡的人託我無論如何一定都要買到呢！」就這樣來回幾趟，不停地詢問那些沒有販賣中將湯的店家。時間一久，這些店家慢慢地發現，由於中將湯的詢問度實在是太高了，這下子可非得進一些中將湯來賣不可。就這樣，在津村重舍的努力之下，「津村順天堂　中將湯」的名號逐漸地擴展開來，成為廣為人知的藥品。由此可見，津村重舍真的是一個腦筋動得很快的商人。甚至在最後，他還將自己推向殷實企業家的行列，成功獲選為日本貴族院的議員。

>> 中將湯與巴斯克林

那中將湯與巴斯克林，到底有什麼關係呢？沒錯，巴斯克林就是那個我們常用來泡澡的芳香入浴劑「巴斯克林」，也是由津村順天堂所出品的暢銷產品。用喝的「中將湯」與用來洗的「巴斯克林」，橫著看、倒著看，也都風馬牛不相及啊，兩者間到底會有什麼關係呢？

50

大家都知道，中將湯作為一種和漢藥，飲用時必須要採用煎煮的方式。中將湯的藥效在第一次煎煮的時候，效果最好，接下來味道就會越來越淡，效果也就會越來越差。於是開始有一些公共澡堂的業者想到，號稱有十六種珍貴中藥材煎製而成的中將湯，既然飲用可以溫體，那麼用來泡澡應該也可以驅寒。於是開始有公共澡堂收集那些煎煮過後的中將湯藥材，將它放在澡盆內作為泡澡使用。沒想到驅寒的效果出奇的好。甚至當時還出現打著「中將湯溫泉」的名號，來招攬客人的「錢湯」（即要收錢的公共澡堂）。

拿中將湯來泡澡可以驅寒，在口耳相傳之下，許多來自公共澡堂的訂單如雪片般地來到津村順天堂。就這樣陰錯陽差的，津村順天堂順勢開始以中將湯的藥材為底，生產入浴專用的新產品「巴斯克林」（按：日文為 バスクリン 。英文名原為bathclean，後改名為bathclin）。之後，津村順天堂進一步研發各種味道與效能的巴斯克林而大受歡迎。最後，巴斯克林簡直就成為「入浴劑」的代名詞了。

細君觀

褐子宮爛子宮疚筋等前下股痛腰部激痛白帶游症流

或云經水不和性體羸婦人月經或時有遲有速此病有
多有少或有全月經斷絕或到半期而無月經下經之
時候結滯上頭痛眩花等總應失其調和之病者用中
將湯能調和血液便之紫色普瓦亦收

一家の大難

子宮病血の道で悲歎の御婦人は――
直ぐ中將湯を召上れ！
今最初の一杯が幸福なる生涯への第一歩です
妻の病氣、まして婦人病は自分一人の苦痛

很巧合的是，在日日新報的中將湯廣告，剛好見證到了中將湯擴大功能，成為入浴劑的演變過程。如同下面這則中將湯的廣告，在最左邊的角落裡，有一則關於「浴劑中將湯」的小廣告（圖5-2）。廣告主打「在家就可以享受比溫泉療養場更好、更香的家庭溫泉(浴劑中將湯)！泡溫泉，不但可以促進血液循環、增進健康，還能消除一整天的疲勞！所以家裡有澡盆的人，請務必要試試！」這個「浴劑中將湯」，其實就是現在「巴斯克林」的前身呢！

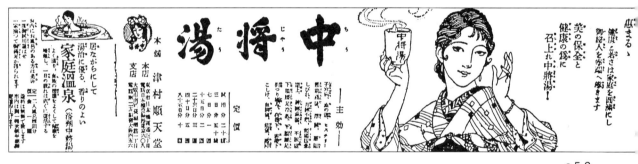

● 5-2

>> 中將湯廣告中的各種婦女形象

如前面所述，津村順天堂的第一代社長津村重舍是一個腦筋動得非常快的商人，為了宣傳中將湯，他也不惜成本投資在報紙廣告上大作宣傳。在日日新報藥品廣告欄的中將湯廣告中，最令人印象深刻的，莫過於廣告裡呈現非常活潑、多元的婦女形象。有穿著華麗和服的婦人指著中將湯説：「身穿綾羅

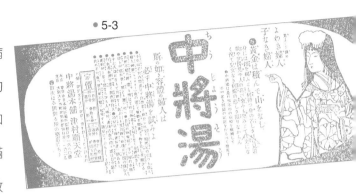

● 5-3

綢緞卻身體孱弱的女人非常不幸！但沒有兒女的病
婦更是悲哀！因此，身體貧弱的婦人與沒有孩子的
婦人，請務必試試中將湯！」（圖5-3），也有身穿和
服燙著時髦髮型的婦人拿著一盒中將湯說：「開滿
菊花的秋天，每家都應該準備一箱中將湯！請有效
地使用它（中將湯）！冷風一天比一天強勁。輕忽手腳發冷的話，容易罹患又痛又惱人的子宮病唷！中
將湯的愛用者絕對不會有這樣的煩惱！中將湯可以促進血液循環、增強抵抗力，驅除各種婦女疾病！」
（圖5-4）另外，剛打掃完環境身穿工作服的婦人喝起一杯中將湯，並指出「忙碌的歲末，在寒風中辛勤

● 5-4

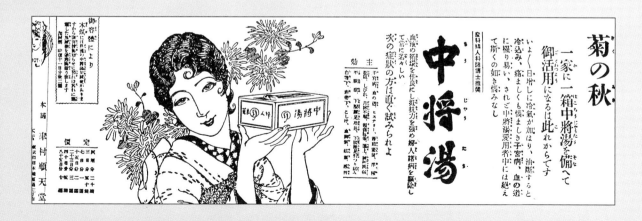

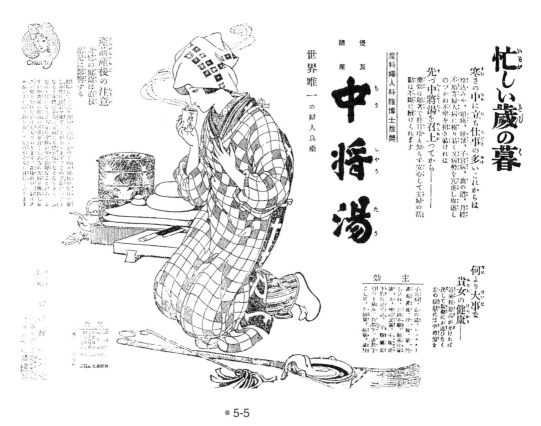

● 5-5

地工作，先來一杯中將湯吧！」（圖5-5），更有身著泳衣躍入水中的婦女象徵中將湯在酷暑的炎夏可以

幫助婦女對抗任何惡疾(圖5-6)，也有身穿時髦洋服回眸一笑的婦女指名「在新時代裡，更加愛用的中將

湯，歷史悠久、製劑常新！婦女諸病唯有中將湯！」（圖5-7），或是打著洋傘足蹬高跟鞋的摩登女性帶

著一盒中將湯推薦「中將湯使您的身體健康、使您的精神清爽！如此一來，您燦爛的微笑更加添您家庭

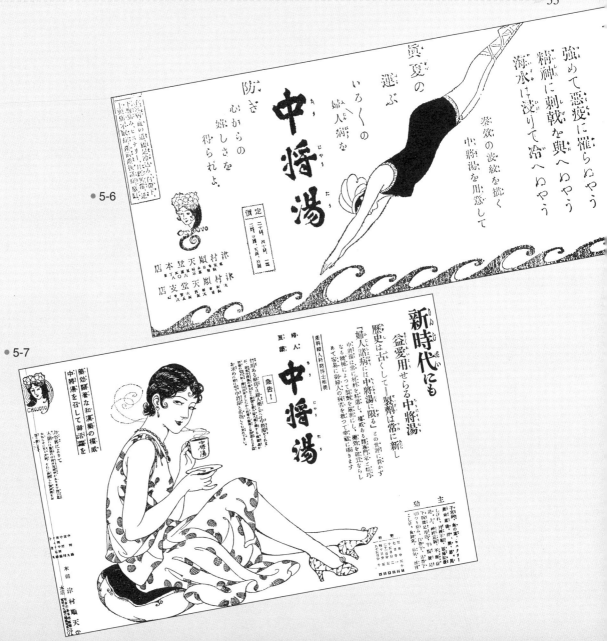

5-6

5-7

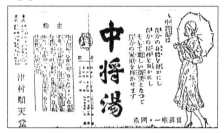

● 5-8

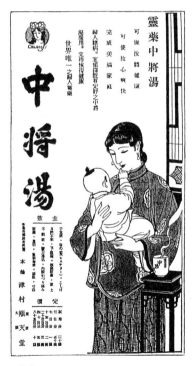

● 5-9

的光輝！」(圖5-8)。除此之外，穿著傳統唐衫的臺灣婦女抱著小兒微笑地說「靈藥中將湯，可保汝體健康、可使汝心爽快，完成美滿家庭！」(圖5-9)。由此可見，津村順天堂的廣告訴求就是，不論你是傳統的婦人或是新潮的婦女，都應該好好地愛護自己，時常飲用中將湯，常保身體健康。也就是說，津村順天堂有效地利用報紙廣告，企圖將中將湯的形象深入各階層、各年齡層的婦女心中。

>> 生動、活潑的漢文廣告

除了活潑、多元的婦女形象以外，另外令讀者印象深刻的，還有中將湯廣告內各式各樣的口號。雖然在日治時代，臺灣總督府在臺灣大力推動所謂的「國語(日語)同化教育」，不過由於在施行上遇到許多困難，到頭來臺灣社會還是一個日、臺語並用的雙語社會。因此報紙作為一個傳播訊息的媒介，勢必要適應社會現況而採用部分漢文，所以

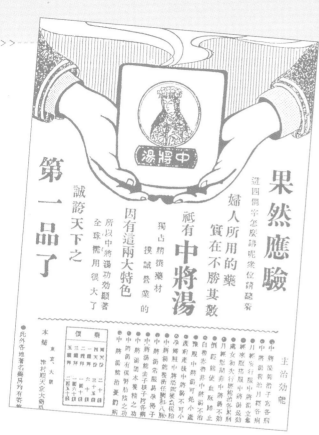

● 5-10

不單單日日新報的正文有漢文版，就連廣告欄也有漢文廣告。日日新報內的中將湯廣告中，有不少以漢文寫成的廣告詞，非常地生動、活潑。透過第二人稱的描述，令人有種相當親切的感覺，彷彿就有個人面對面地在對你說話一樣。

　　例如這一則廣告，「果然應驗！這四個字怎麼講呢，眾位請聽看。婦人所用的藥實在不勝其數，祇有中將湯，獨占精選藥材、樸誠營業的！因有這兩大特色，所以中將湯功效顯著，全球需用很大了。誠誇天下之第一品了！」（圖5-10）。還有這則將中將湯投入水波中的廣告，「水鏡波圈之勢。水光如鏡以物擲之而起波紋。若畫圈也，觀其逐漸推廣，至於邊之闊，擴布乎四方八面不遺涯際奚啻，婦科靈藥中將湯之行世以來，

一無阻滯，日進月步發展自如，以日本而至亞洲諸國，銷售之盛，固不待言，即遠及歐美列邦，亦見其

日行一日，有似水鏡波圈之勢，噫！可謂盛矣。」(圖5-11)，以及這則「無火之處焉能起煙。婦人良藥

中將湯，全球上乃自深山而至沿海之終點，一般婦人之信用，早已謹握掌中。凡婦人之病症以中將湯為

第一，果然無出其二者原因何在乎曰，第一實在應驗、第二樸誠營業，有此二大特色故也。」(圖5-

12)，上述兩則廣告都是在說明中將湯行銷世界的盛況，意氣飛揚之情溢於言表。比較特別的是，這則

廣告則是利用中國傳統花木蘭的故事，鼓勵體弱的婦女飲用中將湯後，可以不讓鬚眉、報效國家，「挽

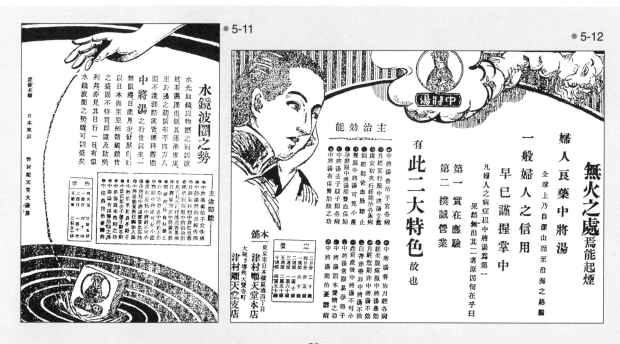

● 5-11

● 5-12

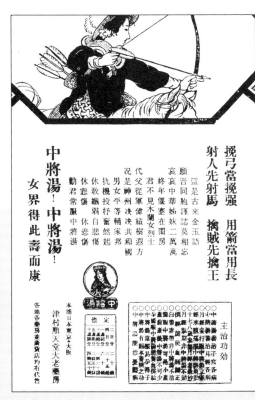

5-13

弓當挽強、用箭當用長、射人先射馬、擒賊先擒王！這是古來金玉語。……願吾同胞謹誌沒相忘，哀哀中華姊妹二萬萬，中年儼塞在閨房、君不見木蘭女烈士，代父從軍偉績樹遐方，況是神州泱泱共和國，男女平等府家邦。投機投杼奮然起，休教纖弱自悲傷。休悲傷、休悲傷！勸君長服中將湯！中將湯、中將湯！女界得此壽而康！」（圖5-13）。這則中將湯「花木蘭篇」的廣告，真的令人感到十分驚艷。怎麼在日治時代，出現了中國的花木蘭？唯一的解釋是，看來在臺灣人的地盤上，還是得要採用臺灣民間熟知的傳統故事，才更能發揮廣告的效果吧。

>> 中將湯是女人通往幸福的第一步！

另外，中將湯的廣告常打出「家庭牌」的溫馨訴求。除了廣告圖像中常有母親抱著幼兒或是父、母親與孩童一同出現，來表示中將湯是維繫家庭幸福的基礎外（圖5-

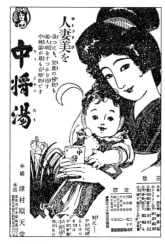

● 5-14

14、圖5-15），從廣告文字中也可以看出這樣的傾向，如「通往幸福的第一步！中將湯一杯盛過千金，是主婦最好的賜物！」（圖5-16）、「妻子的病氣是一家的大難！妻子的病氣不僅僅只是一個人的痛苦而已、它更會破壞夫妻生活、使家庭黯淡！」（圖5-17）、「靈藥中將湯，可保汝體健康、可使汝心爽快，完成美滿家庭！」（圖5-9）、「健壯的孩子從健康的母體開始！健康的母體從中將湯開始！」（圖5-18）、「愛的誕生！婦人病所帶來的現實悲哀，常在不知不覺中奪走家庭的幸福！愛的復活—常用中將湯，常保汝體健康！」（圖5-15）等等。因此中將湯廣告的論述邏輯就是，「母親身體的健康是家庭的幸福，而母親的健康由中將湯來調理」。可以說，中將湯的藥品廣告

5-15

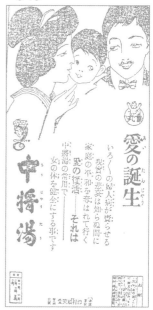

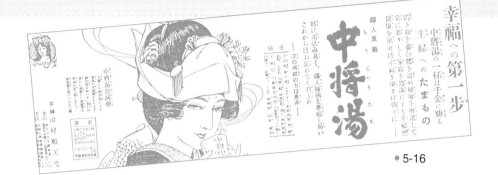

● 5-16

很成功地將「中將湯」與「美滿的家庭」連結在一起。無怪乎成為

風行百年的暢銷商品。

>> 中將湯是日本的驕傲！

　　中將湯總共含有十六種珍貴的中藥成份，因此中將湯的藥方除

了幫助婦女補血、養血外，對於補氣、手腳冰冷也很有幫助。所以

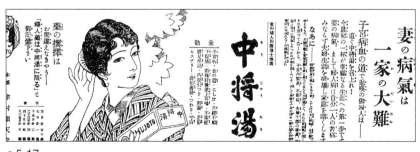

● 5-17

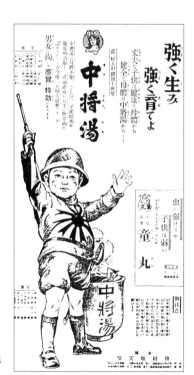

● 5-18

藥商在廣告中也極力推崇中將湯對抗流行性感冒與
感冒的功效(圖5-19)，而且不分男女皆可服用。此
外，隨著時代的進步，中將湯的製作過程也逐漸的
科學化、機械化，甚至領先其他和漢藥，率先採用
真空乾燥機與最新式的自動充填機(圖5-20)。如此
一來，不但符合當時對於和漢藥品衛生的要求，
也在民眾間成功地塑造出進步的形象。尤其是中
將湯不忘和漢藥的優勢，在廣告中頻頻強調和
漢藥比洋藥更溫和、更無副作用，而且更不傷身體，因此歐美各國紛紛對於
和漢藥興起一股研究的熱潮。據說中將湯的名聲享譽世界，甚至連德國藥廠
都曾來函訂購。難怪日本人要說，中將湯是誇耀世界的和漢藥，是日本人的
驕傲！

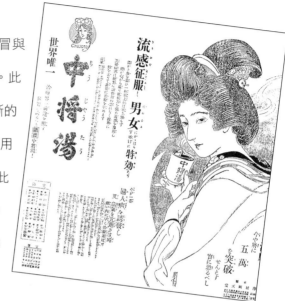

● 5-19

　　當然，中將湯造成風行以後，陸續有各式各樣的婦科藥品出現。這造成
津村順天堂的緊張，於是特別在廣告中強調，「急告！為避免買到良莠不齊

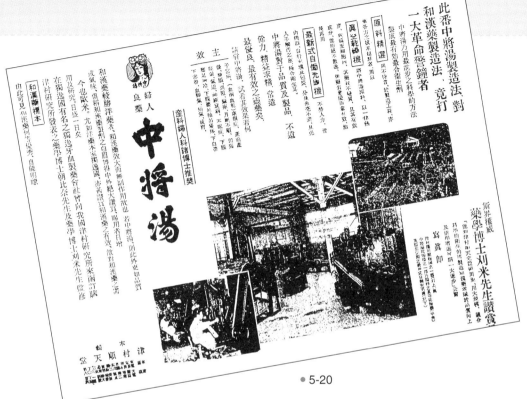

● 5-20

的婦人藥，請一定要到有信用的藥店購買『中將湯』！」(圖5-21)。由此可見，唯有有信用的藥店賣的

正牌中將湯，才是真正有效的中將湯，其他來路不明的婦人藥，買了只是花錢傷身又沒有效果的。也許

就是這種「日本的中將湯才有效」的心態，一直到今天，據說還是有很多人認為只有前往日本買的中將

湯，才是真正有效的中將湯呢！

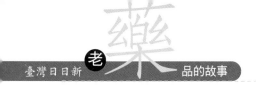
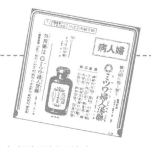

婦科疾病藥品

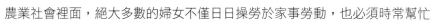

母親的健康是全家的幸福！

　　農業社會裡面，絕大多數的婦女不僅日日操勞於家事勞動，也必須時常幫忙

繁重的農作，尤其是過去小孩生得多，大家族的生活方式，也無法讓家族內的婦女好好地調養身

體。日治時代，懷孕的婦女直到生產前都必須在田裡幫忙，等到羊水破了，再急急忙忙地送回家裡請產

婆接生。即使是生完孩子也不能好好地坐月子，休息個幾天又得回到田裡工作。在當時，每一個家庭的

背後都有一個這樣偉大的女性，因此身為家庭支柱的婦女，她的健康可真的是全家的幸福！臺灣日日新

報藥品廣告欄裡面，有不少婦科疾病藥品的廣告，裡面有些和漢藥方一直到今日都還在販賣，甚至是暢

銷型的產品！除了大家耳熟能詳的「中將湯」之外，還有「命之母」、「守妙」與「喜谷實母散」等。

這些調養婦女身體的和漢藥方經過了一百多年仍然暢銷，一定有其獨特之處，或許我們也可以從日日新

報的藥品廣告欄中窺見一些蛛絲馬跡。

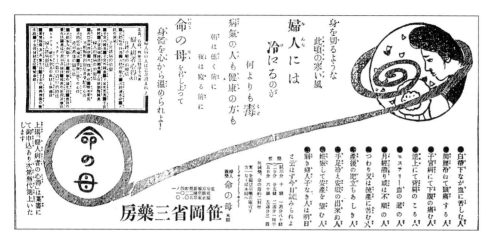

● 6-1

>> 命之母與婦女共同創造百年奇蹟

　　「命之母」是笹岡省三藥房(今日的笹岡藥品)的創業者笹岡省三所研發出來的和漢藥方,該藥品在
1907年(明治36年)向日本內務省取得販賣許可。其由來乃是笹岡省三有感於明治時代的婦女繁忙於家事
與農作,以致於無法好好地調養身體,因此他埋首於生藥研究當中,終於研發出一種婦女調養身體的藥
品。由於他認為「孕育生命是女性的天性」,因此他將該藥品命名為「命之母」。命之母廣告的特色,是
一位面容愁苦的婦女彷彿正在為疾病所苦惱(圖6-1),沒錯,這名憂愁的婦女正是一名「為白帶所苦的
人!因腳底寒冷而頭痛的人!因子宮病而下腹部疼痛的人!因上火而背肩疼痛的人!月經停滯或不順的
人!為害喜或流產所苦的人!需要產後康復的人!因手足寒冷而無法安眠的人!希望順利生產或安產的
人!孱弱而沒有孩子的婦人!」,只要有以上婦科疾病的婦女,都應該試試命之母。命之母的主打「寒

冷是身體的大敵」，因此不論是生病的婦女或是健康的婦女，每天早上工作前及夜晚就寢前，都應該服用命之母，讓身體從心開始溫暖起來。由此可見，對當時的人來説，婦人的手腳感到冰冷正是身體感到不適的最終原因。因此早晚喝上一杯命之母，自然使身體溫暖，不但有助於驅除體內的寒氣，對於各種婦女疾病也深具療效。

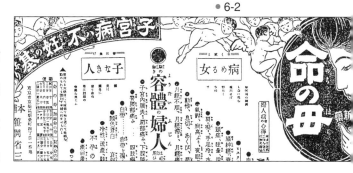

● 6-2

　　此外，關於命之母成為熱銷商品的過程還有一個有趣的小故事。從大正年間要進入昭和初期時，由於日本國內開始備戰，因此強烈呼籲婦女增產報國，再加上當時又是沒有生孩子就離婚的時代，許多日本婦女面臨到生孩子的強大壓力。據説當時有不少想要孩子的婦女，服用命之母後順利懷孕生子，口耳相傳之下，促成命之母的大暢銷。於是命之母不但成為世世代代母親傳承給女兒的家庭良藥，也被暱稱為「子寶藥」（意為寶寶藥）。不知道是不是就是因為這樣，在命之母的廣告裡時常會出現一群小天使，似乎在暗示著服用命之母就會生下天使般的孩子(圖6-2)。而且命之母的藥品廣告中常以「子宮病是不孕的原因」作為斗大的標語，似乎暗示著生病的婦女與沒有孩子的婦女，都必須趕緊服用命之母。

>> 守妙：不知道者將會導致不幸！

「守妙」則是由發行寶丹的「寶丹本舖 守田治兵衛商店」所發行的和漢藥。守田治兵衛商店是從十七世紀就開始經營的老藥舖，風行百年的藥品有寶丹、守妙與立效丸。這三種風行百年的藥品可以說是守田治兵衛商店的鎮店之寶。據說寶丹是該店從皇宮內的太醫意外獲得一帖處方，後來經過店主專研煉丹的方法後，順利地將該藥方煉製成丹藥狀。由於該藥對於惡疾常有神奇的療效，因此特別名之為「寶丹」。寶丹擴展其名聲，開始於1858年(安政5年)流行於日本全境的霍亂疫情。當時感染霍亂的人在三天內就會死亡，如狼似虎的猛烈，因此又被稱之為「虎狼痢」。沒想到，守田治兵衛商店的寶丹對於當年的霍亂頗具療效，甚至有起死回生的美譽。從此之後，寶丹就成為日本家庭的常備藥品，作為救急使用。而立效丸是直徑只有三公釐的黑色小藥丸，味道跟仁丹頗為類似。是一種對於久咳不癒、喉嚨有痰，以及氣喘等症狀有立即效果的藥丸。至於守妙，則是守田家獨特的和漢藥方，具有解熱、鎮熱、鎮咳與保溫等功效，對於感冒、發燒、便秘與婦女手腳發冷等毛病都有很好的效果(圖6-3)。尤其是守妙強

● 6-3

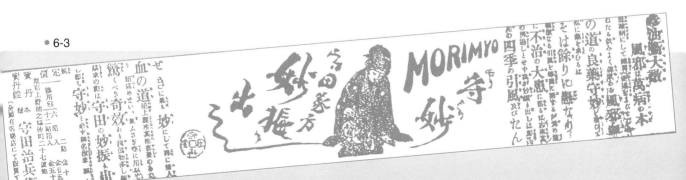

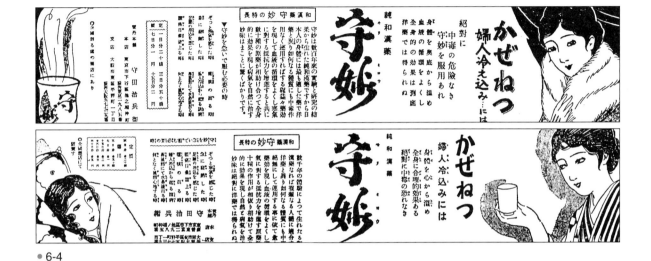

● 6-4

● 6-5

調它是所謂的「純和漢藥」(圖6-4)。服用後「絕對沒有中毒的危險」,當時候與現在的藥品市場其實是

很像的,洋藥（西藥）的效果大,但是對於人體的副作用也大。因此,守妙特別強調自己是累積數千年

經驗的和漢藥,不但是最適合人體,而且與洋藥不同,不論是怎樣的體質,都不會有中毒的危險。就正

如廣告內文所言,「連續服用將會逐漸展現藥效,加強血液循環,增進對於寒氣的免疫力。原藥的數十

種藥材相依相助,自然會消除病氣,其妙處絕非洋藥可比！」(圖6-5),在當時藥性溫和的守妙確實是安

● 6-6

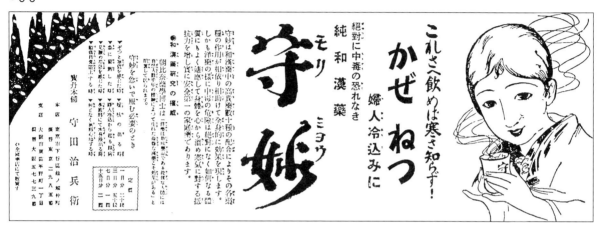

守妙和漢藥中的富貴數十種的配合により其の各數種の作用が相助けて全身的に效果を現します。しかも漢藥の様に中毒の危險は絕對になく如何なる體質にもよく適應して身體を心から溫め寒さに對する抵力を地し質に安全第一の家庭藥であります。

●和漢醫研究の權威
朔比奈泰樂博士は一匹にあるである使役に如此に妙の妙藥であると云へでも決はないと云られた

守妙を怠いで服む必要のとき

◉せつと感じた時
◉頭痛のする時
◉寒氣のした時
◉婦人冷込から每る場所
◉身熱のある時
◉微熱にて太り折れたる
◉輕微の風邪を感じた時
◉軟物何處感さ下する時
◉何となく心持重たる時

定價
一日分 二十錢
三日分 五十五錢
七日分 一圓廿錢
十五日分 二圓

純和漢藥
絕對に中毒の恐れなき
かぜ ねつ
婦人 冷込みに

守妙
モリ
ニョウ

冀丹本舖　守田治兵衛

本店　東京市下谷區池ノ端仲町
　　　電話下谷 二九八五番
支店　大阪市東區平野町一丁目
　　　電話大阪五七三九番

〈全国各店にて數賣了〉

これさへ飲めば寒さ知らず！

全第一的家庭藥品(圖6-6)。直到今日，守妙在日本國內還是持續地販賣。由於藥效溫和，因此非常強調需要有耐心、長時間服用，才能真正斷絕病源。飲用的方法跟中將湯非常類似，大人份一天使用一袋為一份。早晚同一袋，於飯前以二百西西的熱水充分煎煮後飲用，睡覺前再以半量的水煎煮後服用就可以了。守衛日本婦女健康達百年的守妙，不但是日本和漢樂品的驕傲，也算是日本藥品界的奇蹟。

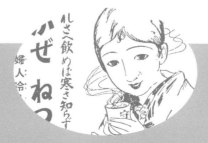

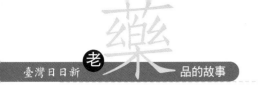

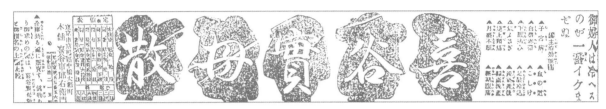

●6-7

>> 喜谷實母散的小事典

　　喜谷市郎右衛門商店所出品的「喜谷實母散」也是婦女調理的藥方，專門治療「子宮病、白帶赤帶、下腹疼痛、雙足發冷、產前產後、充血頭痛、難產流產、月經不順與經期腹痛」(圖6-7)。喜谷實母散的藥方來自於一個傳奇的故事。據說喜谷市郎右衛門原本是在江戶繼承薪炭家業，某日機緣認識了一位來到江戶訴訟的醫師。而喜谷市郎右衛門相當照顧該位醫師，讓他在訴訟期間可以自由地住在自己的家裡。某一天，鄰家的婦人因為意外而難產，鄰人上門求助於喜谷市郎右衛門。經過該名醫師診斷病情之後，給了那位難產的鄰家婦人一帖藥服用，沒多久該名婦人便順利生產。雖然嬰兒最後還是死亡了了，但是該名婦人卻得以安然無事。原本大家對於該名難產婦人是否能夠活命，都不抱任何希望，沒想到透過神奇醫師給的神奇藥方，該名婦女居然還是活了下來。因此，左鄰右舍對於該帖藥的藥效莫不嘖嘖稱奇。最後該名醫師於離開江戶之際，為了報答喜谷家對他的深厚情誼，於是將該帖藥方的處方留給喜谷市郎右衛門。如此一來，該帖讓鄰家婦人起死回生的妙藥，名聲響遍整個江戶，四方登門求藥的人絡繹

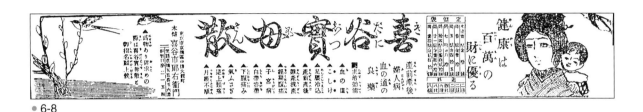

● 6-8

不絕。喜谷市郎右衛門則感於該帖妙藥猶如慈母照顧赤子一般，於是將其命名為「實母散」(圖6-8)，並

於西元1713年(正德3年)開始發售。由於喜谷市郎右衛門的本業是薪炭業的緣故，當時人紛紛以「中橋薪

屋藥」來稱呼該帖妙藥。據說在最開始的時候，喜谷實母散的名聲甚至比中將湯還要來得響亮呢！

>> 調經劑產品與其他婦人病藥品

　　月事是一件讓每個婦女又歡喜又憂愁的事情。若是月事順利，可以讓婦女容光煥發，散發出迷人的

魅力。若是月事不順，不僅會造成身體不適，也令婦女憂慮不已。武田長兵衛商店(今日的武田藥品)代

理進口的「月經促進劑 アゴメンジン」(圖6-9、圖6-10、圖6-11、圖6-12、圖

6-13)，就是治療婦女月經不順、無月經、月經

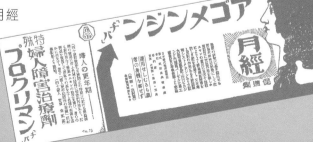

● 6-9

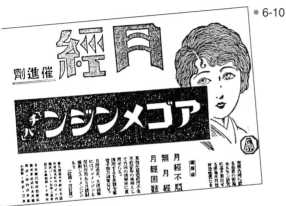

● 6-10

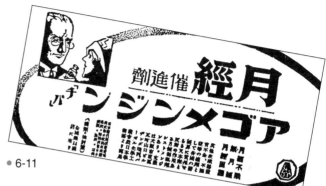

● 6-11

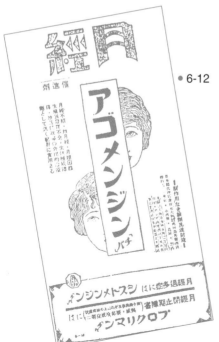

● 6-12

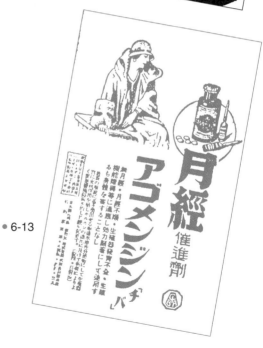

● 6-13

困難、月經痛與女子生殖機能障礙等婦女問題。
除此之外，針對婦女更年期停經後會造成的失
眠、頭痛、心悸與四肢容易發冷，武田長兵衛商
店也有代理進口相關藥品「特殊婦人障害治療
劑 プロクリマン 」（圖6-9、圖6-14），以及賀爾蒙
製劑「 オオホルミン 」（圖6-15、圖6-16）。賀爾
蒙製劑「 オオホルミン 」是針對四、五十歲的婦
人在更年期前後，所造成的頭重、暈眩、睡眠障
礙、精神不穩定、血壓升高、腰痛與關節痛等毛
病，以補充女性賀爾蒙的方式所推出的一種新式
療法(圖6-17)。

　　除此之外，日日新報的藥品廣告欄內也有各
式各樣的婦女病藥品。神農氏大藥房所代理的

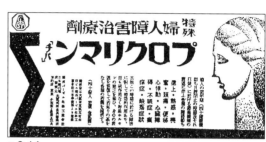

● 6-14

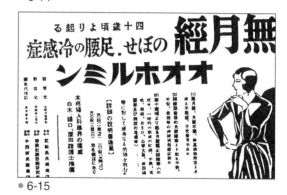

● 6-15

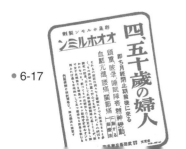

● 6-17

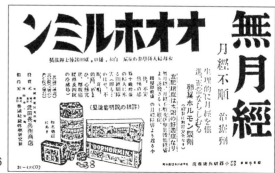

● 6-16

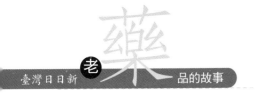
「香港天壽堂藥行　姑嫂丸」(圖6-18、圖6-19)號稱可以治療不孕。而「ミツワ 婦人湯藥」(圖6-20)則是

強調各式各樣的婦女疾病，不論是婦女的神經疾患、腦病、月經不順、子宮內(外)膜炎、卵巢炎、輸卵

管炎、孕婦與產婦的急病、白帶多、腸黏膜炎與貧血症等等種種症狀，它均有辦法治癒。宮內善進堂所

出品，以手抱幼兒的美神為標誌的「美神丸」(圖6-21、圖6-22、圖6-23)，則是提倡它是一種「婦女病

●6-18　●6-19　●6-20

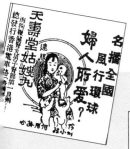

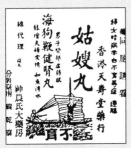

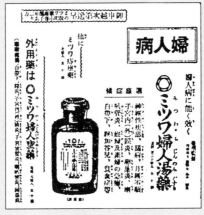

●6-21

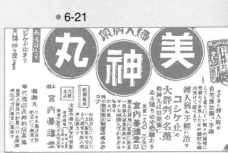

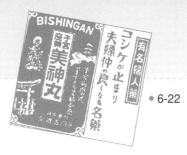
● 6-22

的自宅療法藥」，婦女們只要購買美神丸，就可以在家裡治療各式各樣難言之隱的婦女疾病。其實在日日新報的婦科藥品廣告欄內，時常可以看到「婦女病自宅療法」的這種說法。這也反映了當時的婦女的心理，若是因為婦科疾病而上醫院看病，實在是一件很難為情的事情，因此能免則免、能避就避。這也就造成婦科藥品的廣告，順勢打著「婦女病自宅療法」的口號，佔據大量的廣告版面（圖6-24）。

和田卯助商店則是代理販售安產用的「ワダカルシューム 錠」（圖6-25、圖6-26），不但可以保護孕

● 6-24

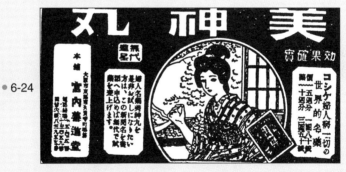

● 6-23

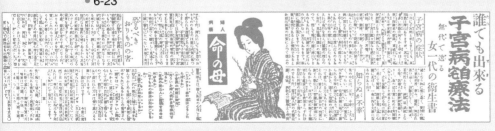

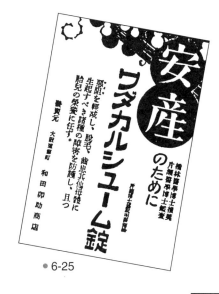

● 6-25

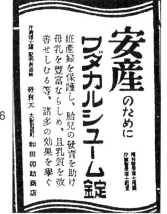

● 6-26

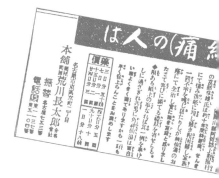

婦、幫助胎兒發育、使母乳豐富，也可以幫助產婦產後調養。而在報紙的小廣告裡，還有各式各樣的婦女疾病用藥，同樣也反映了有趣的藥品文化。如荒川長太郎株式會社所出品的「神仙湯」，可真的是無所不包的「神仙湯」，不但可以治療婦女的子宮病，也可以治療劇烈的神經痛、風濕病、疝氣、歇斯底里，以及慢性腸胃炎等疾病(圖6-27)。而且為了取信於讀者，在廣告的最

後，還會有數位見證人作見證。日日新報的藥品廣告欄裡面，以見證人作見證的廣告方式是相當常見的手法，而且這些見證人也都會附上詳細的居住地址，甚至還有部分的藥品廣告會附上見證人的照片以昭公信。這就跟我們現在電視的藥品廣告，常有見證人出面說明該產品多有效一樣，古今中外的廣告模式，相似度還真的是非常的高呢！就表面看來，這樣的廣告手法確實很能取信於人，不過，的確也很少人會真的去查出地址找出見證人，調查是否真有其事。換言之，這種見證人的廣告手法真假難辨，身為讀者也只能多加留意了。

另外，較常見的婦科疾病藥品還有友田商店代理販售的「惡血排泄劑」(圖6-28)、丹平會社出品的「每月丸」(圖6-29)、星製藥會社出品的「婦界寶」(圖6-

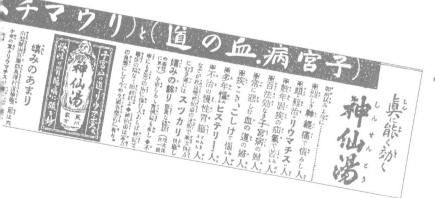

● 6-27

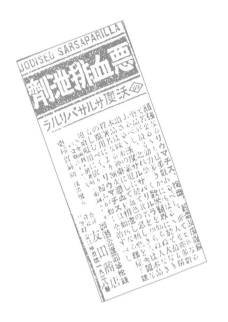

30)、中田資生堂所發售的「百調湯」(圖6-31)、小林盛大堂出品的「一日丸」(圖6-32)等等。上述的婦科疾病藥品藥效都大同小異,主要是調經或是調養婦女身體所用的藥品。不過在這些小廣告裡面,最值得注意的是一種主張「流經」或「通經」的藥品,其實這些藥品就是今天的「墮胎藥」,如「月やく」(圖6-33、圖6-34)。月やく在廣告內記載該藥品在月經未來的四到五個月內,對於「流經」是有效果的。不過根據臺灣總督府所發布的臺灣賣藥營業取締規則,其中規定成藥廣告不得記載「暗示避妊或

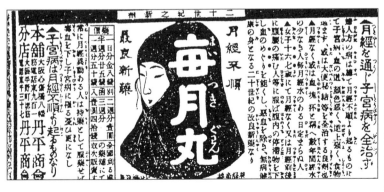

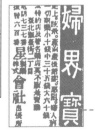

● 6-28

● 6-29   ● 6-30

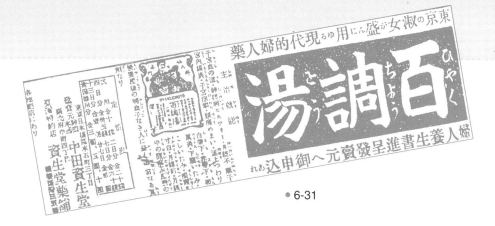

● 6-31

墮胎記事」。因此，如果在報紙廣告中記載該藥品具有墮胎效能時，其實已經觸犯了臺灣總督府的醫藥法令。或許就是因為如此，這些藥品業者以遊走法律邊緣的姿態，以「通經」或「流經」的名義登載廣告，讓需要墮胎藥品的人以通信的方式購買。

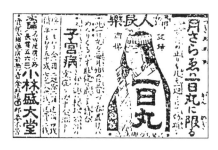

● 6-32

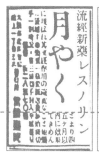 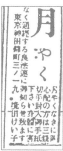

● 6-33　● 6-34

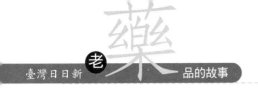
失眠藥

治療神經衰弱

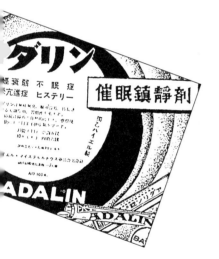

　　一碰到床就呼呼大睡的人，永遠無法理解躺在床上瞪著天花板，好幾小時才能入睡的人的痛苦。失眠可説是現代人最常見的困擾之一，別人看來似乎不算是病，但只有深受其苦者，才會知道失眠時候心理和生理方面的煎熬，更嚴重者，甚至在社交、職業功能上亦深受影響。有人因為失眠而遍訪名醫，有人嚐盡各類偏方，更有人以酒精或是自行購買安眠藥等助眠藥物來助眠。對失眠的人來説，能夠安穩的睡上一覺，變成一件好奢侈的事情。很多人喜歡使用助眠藥物來幫助睡眠，雖然藥物都可能有副作用，但是其實只要在醫師正確的指示下使用藥物，不僅不會危害人體，還可以改善心理和生理的不適。日治時期流通於臺灣市面上的安眠藥不少，有日本製藥廠自行研發的藥物，也有自國外輸入的藥物，由此可見當時候的臺灣人已經頗受到失眠問題的困擾了。

>>>>>

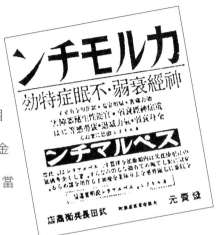

● 7-1

>> 安眠藥的代名詞：カルモチン

如果大家對日本文學有興趣，相信對這個藥物一定不陌生，這個藥很受昭和初期文學作家們的喜愛，甚至著名的文學家太宰治、金子みすず 等人自殺服用的藥物就是這一種，這款藥物是日本社會相當有名的安眠藥，也可以說是安眠藥的代名詞(圖7-1)。

カルモチン 是武田長兵衛商店出產（現已改名為武田藥品工業株式會社）的藥物，武田長兵衛商店的創始者是近江屋長兵衛。1781年近江屋長兵衛得到幕府的藥品販賣許可，在日本最大的藥品集散地—大阪的道修町開設商店，從事和漢藥的販賣，他大批買進藥品再分成小包裝，分批賣給地方的小藥商和醫師，到了1871年，明治政府改訂戶籍法，近江屋一家人由近江屋改姓為武田，武田長兵衛的名字也由此確立。明治維新初期，正是日本社會變動很劇烈的時候，西方很多資訊和物品傳到日本，其中當然也包括藥物，當時商店的第四代領導人與一些較為親近的同業合夥，在橫濱成立貿易公司，專門進口洋藥販賣，當時輸入的洋藥，有抗瘧疾的奎寧藥，還有抗鼠疫的石碳酸等等，初期引

進約18種洋藥，10年之後代理進口的洋藥增加到146種之多。1895年左右開始，又陸續從英國、美國、德國、西班牙等國家的藥廠直接引進藥物販賣。到了1907年公司又得到德國拜爾藥廠的產品販賣許可，可以販賣該藥廠的藥品，也因如此，原本是充滿古意的和漢藥商店，店中的和漢藥遂逐漸被洋藥所取代。1895年武田長兵衛商店在大阪成立專屬的製藥工廠，正式成為製藥商，製造奎寧等藥物。

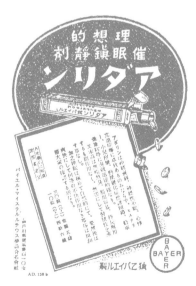

1925年由於第一次世界大戰時候德國輸入的藥品短缺，該公司開始自製活性炭，並且製藥事業也擴及美國、俄國和中國。在第五代領導人的擘畫之下，株式會社武田長兵衛商店正式成立，該社也從個人商店，轉型成研究開發、製造、販賣一體的公司組織。1943年公司的名稱更改為武田藥品工業株式會社，陸續發表「カルモチン」（鎮靜藥）、「ロヂノン」（葡萄糖注射液）、「ノボロフォルム」（鎮痛劑）等自己研發的藥品。

> > > > >

這款安眠藥在日本社會相當普遍，不僅是受到文學家的青睞，也是尋常老百姓相當熟悉的藥物。1950年7月，京都曾經發生一場聞名於世的大火，當地最重要的文化財金閣寺被縱火，火勢一發不可收拾，不僅毀掉主體建築，還燒毀了足利義滿等五座國寶級的佛像，可說是日本近代以來文化的大浩劫。警方事後調查，懷疑大谷大學一年級的學生林養賢涉有重嫌，於是全力追緝，最後在樹林間逮捕到昏昏欲睡的他，他當時就已經吞下一百多顆的 カルモチン 自殺身亡了，死者放火的原因後來據調查是因為不滿當時日本社會的貧富差距而對社會做的抗議。這個故事後來還被文學家三島由紀夫改寫成著名的文學名著《金閣寺》。吞食 カルモチン 致死的原因，主要是因為他含有會抑制呼吸的成分，但是太宰治用 カルモチン 自殺了4次才成功，由此可見如果不是大量服用的話，他的藥力其實並不強到足以致死的地步，但也因為容易讓人依賴而上癮的缺點。不過，現在的日本已經禁止使用這款安眠藥，而改以其他藥品治療失眠。

>>> **拜爾藥廠與ダリン**

　　除了日本人自行研發的 **カルモチン** 之外，當時還有一種相當廣泛的安眠藥，是拜爾藥廠出產的 **ダリン** 。拜耳集團發跡於德國，是世界相當有名的大型製藥廠。1863年8月1日，商人富黎德里希・拜耳（Friedrich Bayer）和顏料大師約翰・富黎德里希・威斯考特(Johann Friedrich Weskott)，在今天德國烏珀塔爾市的巴門(Barmen）創建一家顏料企業「富黎德里希・拜耳公司」(Friedr. Bayer et comp.)，1888年，該公司進一步成立醫藥品事業部。1912年，公司遷往德國的利物庫森(Leverkusen)，直到現在，萊茵河畔的利物庫森城依然是拜耳集團的總部所在地，而拜耳公司300個分支機構幾乎遍佈世界所有的國家和地區。拜耳公司強調研究與開發兩者並重，目前拜耳公司約有50%的營業額來自過去的研發成果，該公司全球有12,000名研發人員，每年都投入超過營業額70%的經費進行藥品的研究與開發。

　　拜耳公司跨足日本藥品通路的時間相當的早，早在1888年拜耳公司的醫藥品事業部成立的時候，即已經將該公司的製藥情報引介到日本。1889年拜耳公司出產的藥品正式外銷到日本，那時正是日本的醫學和醫藥產業蓬勃發展的時候，外國商館紛紛設

立，拜耳藥廠生產的藥品，也經由德國系統的商館正式輸入至日本。拜耳公司對於日本的醫藥市場頗為積極，不僅在日本當地發行該藥廠的機關雜誌《臨床摘錄》，1908年為了宣傳該公司的藥品，還舉辦了邀請醫師到拜耳藥廠參訪的活動。1911年，為了強化在日本藥品的販賣體制，「フリードリヒ.バイエル 合名會社」正式成立，當時正是一次世界大戰爆發的時候，在戰火的蔓延之下，藥品的流通相當困難，受此影響，該公司也只能開開關關勉強維繫。好不容易等到戰爭結束，卻又在1923年碰到東京大地震，位於橫濱的公司社址全毀，但即便如此，拜耳公司還是在日本艱辛的進行醫藥品宣傳的工作。1927年，受到德國拜耳總公司化學工業企業統合的影響，日本的「フリードリヒ.バイエル 合名會社」也改名為「バイエル.マイステル.ルチウス 藥品合名會社」，二次世界大戰之後，由於日本和德國戰敗之故，聯合國軍隊進駐日本，拜耳藥廠也就不得不宣告關閉。到了1951年，德國拜耳公司與進口代理商吉富製藥株式會社，以及負責販賣的武田藥品工業簽訂合作契約，再次開展在日本的藥品事業，不久之後，吉富製藥公司在內部設置拜耳藥品部，德國拜耳公司將部分藥品交由吉田製藥公司製造，進而於1962年，獨立運作，另外於日本成立拜耳藥品公司。

　　日治時期，拜耳公司出品的安眠藥 ダリン ，在日日新報的廣告上出現得頗為密集。從廣告的圖像

觀察，可以知道這款安眠藥是以藥片的形式出品，除了藥品的圖像之外，廣告上還會有拜耳公司的商

標，以及標示著德國拜耳公司製造的字樣(圖7-2)，偶爾也會有一個女生躺在月亮上沈睡的圖案(圖7-

3)。廣告文案中，這款安眠藥強調對於神經衰弱、失眠症及心悸抗進症頗有療效，也可以防止小兒痙攣

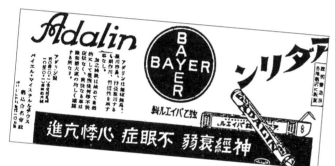

● 7-2

● 7-3

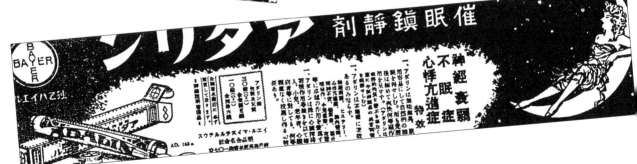

和預防暈車，效果相當的迅速。這個藥品無色、無味，服用容易，連續使用也不會有副作用，當然也就

不會有上癮的問題，服用之後就會自然入睡。更妙的是，這個藥強調能讓患者在自然的情形之下入睡，

睡醒之後會覺得身心舒暢，什麼不愉快的事情就會一掃而空，是世界各國公認理想的催眠鎮定劑(圖7-

4)。可見當時的人，似乎認為煩惱和焦慮是引起失眠的重要原因呢。

>> 也可以治療生殖器神經衰弱

　　除了上述兩種安眠藥之外，日日新報上還出現過另一款安眠藥，就是由弘濟藥院出品的レーベン。

這一款藥的文案是「治療神經衰弱的絕好良劑，人間就是戰場，腦袋的戰鬥力很重要，頭腦好的人勝利

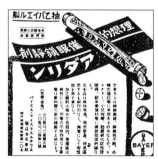

● 7-4

● 7-5

得意，頭腦不好的人就會失敗悲運」，乍看之下實在是很聳動，因此它跟上述兩種主打失眠症狀的藥品不同，除了治療失眠和神經衰弱之外，還多出好幾種附加功能，例如：它也可以治療頭痛、昏眩、煩悶、記憶力減退以及生殖器神經衰弱等症狀（圖7-5）。前面幾項功能其實跟腦神經衰弱的問題息息相關，成為失眠藥的附加治療功能還不致於令人驚訝，但是最後一項療效：治療生殖器神經衰弱，就有點令人摸不著頭腦了。原來，該藥品認為，男性早洩是與腦中樞神經相關的毛病，只要按時服用可以強健腦袋中樞的藥品，就可以解決因為生殖器神經衰弱而引發的早洩問題，增進人生無上的幸福。

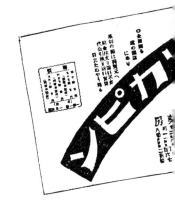

持有同樣看法的安眠藥，還有丁子堂藥房出品的 **トツカピン**（圖7-6），根據該藥品的說法，性與神經衰弱是密不可分的，性的機能是人類活力的根本動力，若是機能旺盛，內分泌也會旺盛，五臟六腑就會活絡；反之，若是性的機能不旺盛，那麼全身上下就會不舒服，如果放任這種狀況不管的話，就會呈現全身無力的狀態，不僅腦力會衰退，還會引發失眠、

神經衰弱及思考力渙散等症狀，而研發 **トツカピン** 的目的，即是要去除人類老衰的悲哀，復活衰退的

性功能，掃除神經衰弱，並且增進腦力和精力。

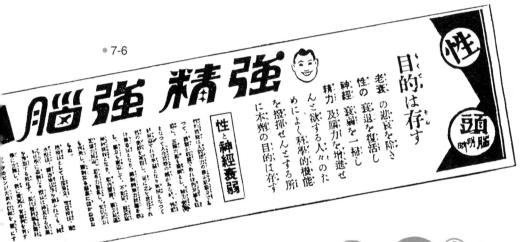

● 7-6

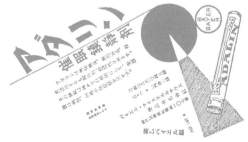

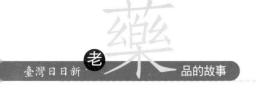
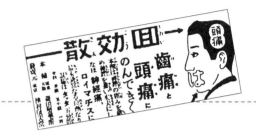

牙痛藥
痛起來要人命

你牙痛過嗎？牙痛的情況有很多種，例如：對冷、熱食物敏感、刷牙敏感，或是對甜食敏感等。其實，牙痛就是牙齒內的牙髓受到刺激所發出來的警告訊號。相信大家都有過牙痛的經驗，牙痛的時候那種酸酸麻麻的感覺，簡直是讓人痛不欲生，這時候往往就會陷入一種「該不該去看牙醫」的掙扎。之所以不敢去看牙醫，倒也不是因為看牙醫得花錢，而是躺在診療床上，任牙醫師宰割的那種無助感，還有牙齒診療器深入蛀牙產生的那種尖銳感，怎麼想都令人望之怯步。但是如果不想去看醫生，又希望牙痛能立即停止，這時候大家會怎麼做呢？相信大部分的人都會求助於止痛藥吧！

>> 解除牙痛的偏方面面觀

雖然大家都知道，牙痛的時候最好的方法就是去看醫生，但如果實在是沒有勇氣去看醫生，或者是牙痛的時候剛好是半夜，牙醫診所打烊找不到醫生，這時候該怎麼辦呢？為了能

>>>>

夠「暫時」不用去看牙醫，坊間流傳很多可以暫時減輕牙痛的偏方，雖然不知道效果如何，但是看到這些偏方的內容，實在是令人忍俊不禁，真是佩服那些發明偏方的人天馬行空的想像力。

　　例如：有人說，牙痛的時候輕輕的刷牙，多刷幾下，儘量把蛀洞內及痛牙周圍的食物殘渣刷乾淨，就可以舒緩牙痛；也有人說，牙痛的時候可以用漱口水或者是食鹽水漱漱口，漱久一點再吐掉，多漱幾次，這樣也可以減輕牙痛的症狀；也有一說，牙齒痛的時候可以含冰塊，使痛處的血管收縮，痛牙沉下去，那麼就不會每次咬時就先碰到痛牙了；還有就是設法在口腔中含支湯匙或什麼的，讓上、下排牙齒不會相互接觸，這樣的話牙齒就可以休息一會，當然人也要多休息和少熬夜；最後一招，當然就是吃抗生素消炎和止痛藥止痛了。

除了這些之外，食材往往也在解除牙痛的時候扮演重要的角色，有很多奇妙的怪偏方都跟食材脫離不了關係。例如說：牙痛的時候，拿適量的大蒜，搗爛之後溫熱敷在牙痛的痛點上，就可以緩解牙齦炎、牙周病以及牙痛等症狀；另外就是用味精，將它和溫開水依照1：5的比例化開之後，將味精水含在嘴巴裡一陣子之後再吐掉，連續幾次，牙痛就會消失；還有牙痛的時候，可以切一小片生薑，咬在牙痛的地方，若是必要的話可以重複咬個幾次，這樣據說也可以舒緩牙痛的症狀；還有一說，將10克的白胡椒研磨成粉末，加上白酒之後調成糊狀，分4次放入牙洞內，如此也可以減輕牙痛；另外就是取適量的蜂房，加入適量的純酒精之後點火燃燒，直到蜂房燒成黑灰色的時候，用手指沾燒出來的灰塗在牙痛的地方，一段時間之後也可以止住牙痛；還有更奇妙的一招，就是用棉花裹豬油，把豬油烤熱，然後咬在牙痛處片刻，反覆數次，據說也是頗有療效。總之，治療牙痛的偏方可是不一而足呢。

齒痛と頭痛に のんで効く

世人の信賴は期せずして藥効の僞らざるものに集ち！

鮮明

其の效能の本と敏懸を以て信

92

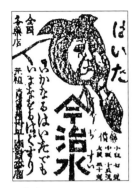

● 8-1

>> 今治水的故事

在日日新報的廣告欄上，有一款相當出名的牙痛藥，直到現在都還被日本社會廣泛的使用著，算是非常的歷久彌新，那款藥就是「今治水」。今治水是丹平商會（現改名為丹平製藥株式會社）出廠的產品，該商會的創始人是森平兵衛。森平原來是大阪的足袋裝束商，1894年（明治27年）觀察到當時日本藥品產業發展的潛力，幾經考量之後正式地跨足製藥業，並於兩年後率先推出保健藥品─健腦丸。

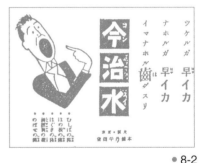

● 8-2

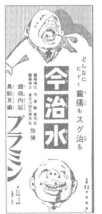

● 8-3

健腦丸推出之後，相當受到日本社會的支持和喜愛，一炮打響丹平商會製藥的知名度，也為丹平商會帶來源源不絕的訂單和驚人的收益。受到這個鼓舞，四年之後（明治31年）丹平商會接著推出牙痛藥─今治水，主打鎮定牙齒疼痛。由於森平兵衛是一個很有廣告行銷頭腦的

人，他為了促銷自家公司的藥品，不惜耗費鉅資，在日本各地掛上藥品的廣告，企圖打開產品的知名度，這一招果然奏效，果然打響該商會藥品的名號，直到現在，健腦丸和今治水（稍加更改配方之後，現在已經改名為「新今治水」）仍然是丹平製藥株式會社的兩大主打商品。

當初今治水研發成功的時候，正當日本蓬勃引進西藥之時，丹平商會也受到西藥包裝的影響，採用玻璃瓶包裝今治水。在日日新報的今治水廣告造型頗為多樣，最基本的圖案就是一個捧著臉頰狀似痛苦的人像（圖8-1）；或者是一個用手指著口腔的人像（圖8-2）；也有拿著沾有今治水的棉花棒擦拭牙齒的人像（圖8-3），只見圖像中，上圖是一個剛開始擦藥的人像，還因為牙痛而痛苦的潸然涕下，下圖馬上就變成一張笑臉，好似今治水解決了他痛苦的陳年痼疾一樣。廣告中除了活靈活現的逗趣圖像之外，廣告的文字內容，則多是對該藥品藥效的吹捧，除了標榜今治水可以治療各種牙痛，不論哪一種症狀所引發的牙痛都可以治療，還說該藥是牙齒痛內服藥的最佳良藥，早日使用今治水，就可以早日擺脫牙齒痛的痛苦等。

　　今治水的配方經過半個世紀之後依然沒有大變化，直到1961年，該商會進一步強化麻醉配方的藥效。此外，除了致力於外用牙痛藥的療效之外，他們也一直在改善塗抹時候刺激患部的缺點，於是，在大阪藥科大學藥局長外海啟一教授的指導之下，加入新配方的新今治水誕生了。1963年，新今治水得到日本厚生省製造許可，並且正式於1967年取代今治水於市場上販售。1976年，因為美國認為**クロロホルム**（三氯甲烷）有致癌的疑慮，於國內全面停用這個配方，日本也跟美國同步，國內許多藥品和化妝品製造時都撤除這個配方，在厚生省的指導之下，新今治水也取消這個配方，而自那時候開始配方也就一直延續到現在。1983年，經過大阪齒科大學4項臨床試驗，標榜使用更為方便的軟膏狀今治水「**コンジスイQ**」（今治水Q）誕生了，這可以算是新今治水的姊妹品，現在液狀的新今治水和膏狀的今治水Q都還流通在藥品通路上。

　　直到現在，今治水系列仍然是日本社會歷久彌新的家庭用藥，不僅有抑制牙痛和蛀牙的效果，並且強調藥物沒有危險性，不論小孩或是大人、孕婦都可以安心使用，而且不會傷害牙齒的琺瑯質與象牙質，廣受日本家庭喜愛。

>> 你會選擇正露丸還是今治水？

在日本，牙痛的時候還有一個有趣的用藥習慣小問卷，「牙痛的時候，你會選擇今治水還是正露丸？」對日本人來説，若有牙痛的狀況，除了直接求助於牙醫之外，若在半夜牙痛發作一時之間無法就診，想要找尋止痛的藥物，普遍會想到的就是「新今治水」和「正露丸」。如同上文所介紹的，新今治水由丹平製藥株式會社出品的液態牙痛常備藥物，它的使用方法有三種，除了直接塗抹在蛀牙上之外，還發展出內服的今治水藥片和可以直接服用的藥水，主要的療效在鎮定牙齒痛，經過大阪齒科學會臨床上的實驗，有超過90%的民眾認為，使用新今治水可以在2分鐘之內讓牙齒停止疼痛。

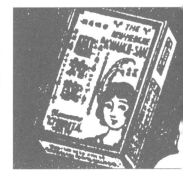

● 8-4

正露丸則是大幸藥品出品的小顆丸狀藥，有「正露丸」和「正露丸糖衣」兩種，它主要的功能是治療下痢和腹痛，但是前者也可以暫緩牙痛，牙痛的時候，只要把正露丸剝成一半或者是整顆塞在蛀牙裡面，就可以減緩因為牙痛所引起的不適。但是，雖然使用正露丸還是可以治療牙痛的效果，或許並非是該藥主要療效之故，在正露丸的使用説明上，仍然強調塞正露丸只能暫時的減緩牙痛的不適，並不能有效的

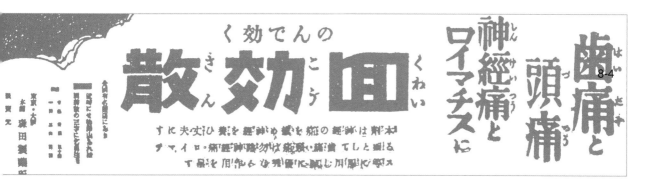

治療牙痛，因此若是有牙痛的情況發生，盡可能的還是去看醫生比較好。正露丸也不能一直塞在牙齒內，如果牙齒疼痛的狀況減輕，一定要記得把正露丸拿下來。事實上，近幾年來，正露丸因為配方含有強烈殺菌消毒效果的木餾油而引起日本社會的恐慌。雖然大幸藥品再三的強調藥品本身的安全無虞，但是為了避免人體內吸入過多的木餾油，因此若是使用正露丸減緩牙痛，還是要記得把它拿下來才行。

這兩種藥存在於日本社會的歷史相當悠久，至今仍然存在於日本家庭之間，是很普遍的家庭用藥，甚至不知道是不是因為正露丸味道比較嗆的緣故，或者是配方讓日本民眾有疑慮的緣故，使用新今治水治療牙痛的人還比較多一些呢。

>> 吃的解痛藥：回效散

　　在日日新報的藥品廣告中，治療牙痛的藥物除了外用的今治水和正露丸之外，還有強調止痛的內服藥品：回效散。回效散是森田製藥所出廠的藥品，商標是一個美女（圖8-4），美女的神態不一，有時候托腮（圖8-5），有時候微微笑（圖8-6），有時候盛裝打扮望著遠方（圖8-7）。回效散不僅可以治療牙痛，還可以治療頭痛，更可以鎮定神經亢奮和恢復疲勞，「只有五分鐘，馬上讓哭臉變成笑臉」、「一天吃一包，隔天早上精神舒爽可以從事各種活動，連續服用的話，不但可以消除失眠，還可以鎮定神經，是家庭常備藥」（圖8-6）。

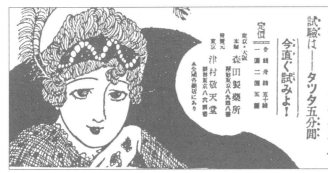

● 8-5

　　出產回效散的森田製藥所在戰前頗負盛名。1928年的時候還在東京中央區蓋了一座辦公大樓，當時

可以說是當地的地標之一。可惜老產品並未能延續招牌，終究不敵時代的洪流。2006年5月該公司將商

標賣給製造龍角散的公司，準備以龍角散多角化的經營策略讓該產品重生，原來的回效散大樓則由於年

代已久，建築物老舊之故，在市區重劃時，就將大樓給摧毀了。

● 8-6

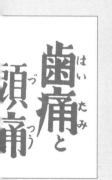

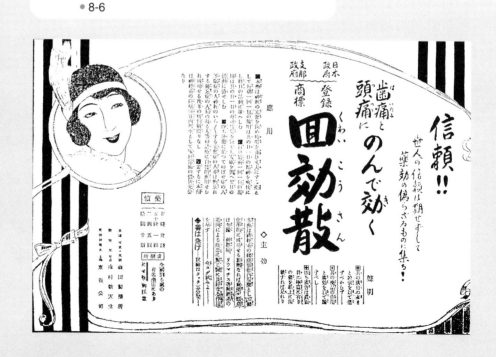

感冒類藥品

感冒不求人

　　即使是抵抗力好的人，一年內總會得上幾次感冒。感冒常常伴隨著發燒、咳嗽、流鼻水、喉嚨痛、食慾不振與四肢無力等症狀，雖然不至於嚴重到需要每天臥病在床，不過這些小毛病對於日常作息來說，也夠惱人的。最近常有人把「感冒」與「流行性感冒」搞混，以為辦公室同時有二、三個人感冒，就是流行性感冒。這是一個完成錯誤的觀念。流行性感冒是由流感病毒所引起的一種急性呼吸道傳染病，感冒則是由普通的感冒病毒所引起的。兩者的病毒不同，症狀不一。流行性感冒發病的症狀比感冒更多，也更加嚴重。它所引發的併發症，嚴重時甚至常會導致死亡。其實，二十世紀爆發最嚴重的傳染病就是流行性感冒。

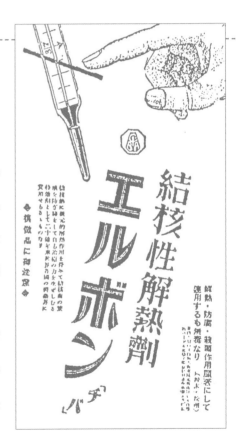

>> 二十世紀的流感大流行

十七世紀，義大利威尼斯發生了一次流感大流行造成六萬人死亡，驚恐的人們以為這是上帝的懲罰，是行星帶來的噩運所致，因此將這種病命名為「influenza」，即為魔鬼之意。目前世界上每年死於流感的人數多達二萬人，而且還沒有一種方法可以百分之百預防這種疾病。

二十世紀爆發最嚴重的一次流感疫情，是西元1918年（大正7年）爆發的世界性流感大流行。第一次世界大戰期間，歐洲戰火蔓延，但是對於當時的人們來說，帶來最大恐懼的並不是戰爭，而是流感。1918年的世界性流感，在以後的幾年內發生了三次流行的高峰，造成全世界大約四千萬人的死亡，比第一次世界大戰期間死亡的八百五十萬人還要多。這一次的流感疫情不同於普通流感，普通流感的受害者主要是年老體弱的人，而1918年的流感對於健康的年輕人也有極大的殺傷力，尤其是二十歲到五十歲的成年人。死亡的原因大部分是因為發生多種類型的肺炎併發症而死亡。

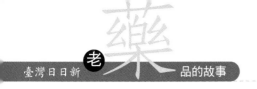

　　這次的流感大流行被稱為「西班牙流感」（Spanish Influenza），或是「西班牙夫人」（Spanish Lady），但這並不意味著這場流感只在西班牙造成流行，或是這場流感起源於西班牙。第一次世界大戰期間，歐洲交戰國彼此間對於新聞有所管制，但由於西班牙是中立國，是唯一沒有封鎖流感爆發消息的國家，因此給人這場流感開始於西班牙流行的印象，所以被稱為「西班牙流感」。這場在全世界造成重大死亡災情的西班牙流感，是否也對日治時期的臺灣造成重大的災情？

>> 「西班牙夫人」在臺灣

　　根據學者研究，西元1918年（大正7年）的西班牙流感，大約在4、5月之際傳入臺灣，瞬息間傳往臺北、桃園、新竹、臺中、臺南與打狗等地。發病的症狀有咳嗽、惡寒、倦怠、高燒、嘔吐、關節炎等，即使是醫護人員，對於這種新型的流感病毒仍是十分陌生，報紙上則紛紛以「不思議之熱病」、「不明熱」與「無名熱」等稱呼稱之（圖9-1）。第一波的流感疫情大約在7月以後逐漸降溫，然而在10月左右，第二波的流感再度襲擊臺灣，造成更大的傷亡。

● 9-1

◎不思議之熱病

日來因氣候不順。熱病患者漸加多。市內既有一種無名熱。据一當路者所言此事本島尚未見發生。其症狀似大正五年流行之天狗熱。惟不見發疹患者初則惡寒大熱。繼之以此瀉乃漸四肢倦怠。腰亦酸痛。熱度高至三十八至四十度。然約五日間則漸愈。其傳染系統不明。其在本品者。則其既漸入流行期。且其隆患者。其在香港亦有流行之勢。其在今內地方面正流行。對岸媒介爲蚊。是則否也。天狗熱勢漸傾而南。是則有所營此。勿使感冒風邪。又据中汪意之最必要乎。又据其村其隆醫院長謂人曰。其病本體尚不明。雖檢鏡亦未發見其病菌。然要爲傳染病也。

10月中旬後，日本逐漸傳出流感蔓延的消息。門司、神戶、東京等地陸續傳出死亡災情，其後並出現棺木堆積、火葬場不及運作的消息，顯示這波流感來勢洶洶。臺灣則是在10月底，首先出現軍人染上流感而送醫，再來爆發基隆公學校師生集體感染的疫情。11月底，流感的疫情一發不可收拾，各大醫院一日間湧入數百名病患。全臺各地陸續傳出災情，光是臺中地區一地在11月中旬以前，就已經有九萬多人遭受感染，東部的花蓮、臺東等地也不可倖免。死亡人數也逐日攀升，火葬場與墓地都比平常還要繁忙，棺木甚至出現供不應求的情況（圖9-2）。

火葬場は棺桶の山（七日門司發）▽慘澹たる火葬場の火事

● 9-2

由於流感侵襲的對象不分彼此，漸漸地各種機構也受到波及。運輸方面，由於工人染病，貨車紛紛停駛，鐵道運輸也大受影響。甚至連軍隊也紛紛地傳

出士兵染病的消息。原本應該是用來救人的醫院，醫護人員也因為感染流感病毒而病倒。學校更是病毒傳播的媒介，總督府多次臨時宣布停課，以避免疫情更加擴大（圖9-3、圖9-4）。這一波西班牙流感，到12月中旬前的統計，已經造成七十七萬多人感染，並造成二萬五千多人死亡，比蔓延近二十多年的鼠疫所造成的死亡人數還多。當然，實際感染與死亡的人數一定更多。

◉惡性感冒猖獗

▲臺中學校停課 臺中廳流行感冒。數月前即自守備隊監獄起。一時甚猖獗嗣後稍衰。近又再盛。東勢角二林。患者日多。員林社口二公學校。生徒感冒者居三分之一。至于臨時停課。葫蘆墩公學校。男生十分一。女生十分一以上亦罹是病。潭仔墘公學校。除校長外。職員全部在病床。溪林小學校停課一週間。臺中廳當局。已開會議。決定豫防規章通知各學校。不論有無患病。全校生徒職員。皆以晒木綿作鼻口覆。豫防傳染。其家庭亦如之。費用由學校支出。有感染之徵者。即禁其登校。全愈時。亦須經過五日間。

又衞生係亦以豫防注意。及警戒要項。印刷配布。

一、患者隔離于別室。

二、患者鼻涕、咳唾等[illegible]染物[illegible]或燒或注以滾水。或晒之日光以爲消毒。

三、患者居室洗以曹達水。寢床晒之日光。

四、有頭痛發熱者。急請醫師診察。

五、咽喉有異者宜受醫師診察。隔居別室。

六、不可近患者及其可疑者。

七、清潔家室。使光線得射入。

八、涕唾汚染物。宜[illegible]

9-3

9-4

◉臺中感冒及學校

臺中廳此次對於流行性感冒之猖獗。經訓示各學校。促其注意。据稱該病防遏上。雖有臨時休業不得已之一法。然而數日間臨時休業。究非最善方法。宜一面使健康兒童十分預防。學校仍繼續教育不止。萬一兒童缺席過多。教授上之進行。生出故障起來。則宜對出席兒童。採用[illegible]授學科練習方針。以外並條舉十四項之注意事項通達于所轄各學校云。

◉嘉義惡性感冒

▲患者七千餘人

嘉義廳下此番流行感冒。以嘉義街及五間厝爲中心。然後瀰漫於各支廳。而嘉義街尤以西門外附近。與停車場毗連。出入人衆雜踏。罹病者最多數。東門附近略爲較少。據聞調查概況。一、全人口感冒者約三分之二。一、全人口感冒者約三分之一。嘉義小學校。五日現在缺席兒童並其家庭患者。即學童總數六百七十七名。感冒缺席者二百九名。是日出席者四百六十八名中。其家庭患者。亦二百四十七名。學童缺席比較。凡三分之一。若以出席兒童及其家庭患者爲比較。則有六成三分五厘之多。以此推及于全般。固爲不可然亦可窺其大概。即全街總人口約達三分之一。嘉義街總人口二一萬三千人。患者數約七千七百人內外。嘉義小學校自五日正午至十日臨時休課。店仔口公學校缺席者四成。海豐厝分校自四日起休課一週間。五間厝小學校缺席者三分之一。自六日起休課五日間。其他數校或[illegible]臨時休課。亦未可知

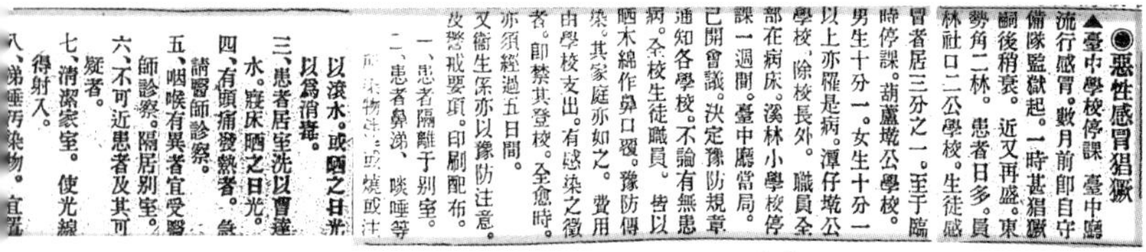

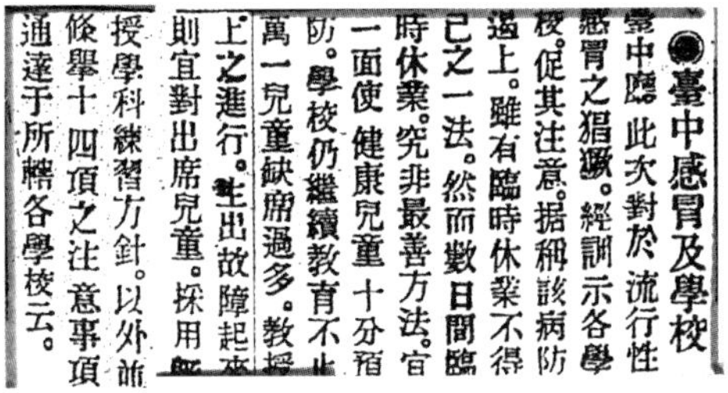

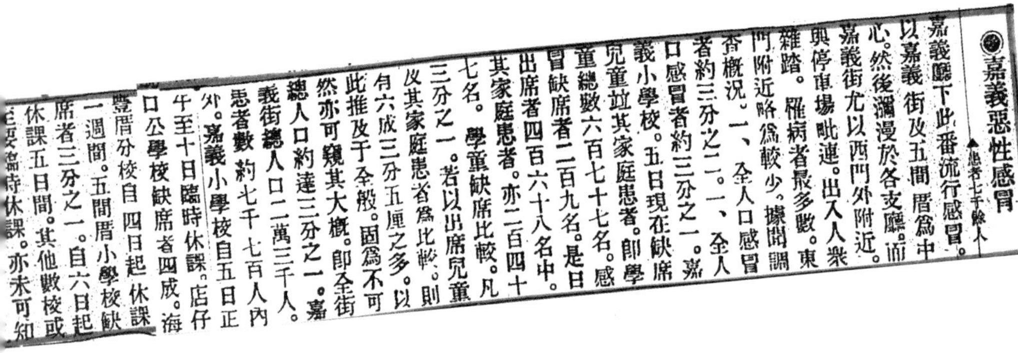

9-5

一時之間，人心惶惶，惡疫人人避之唯恐不及，市場蕭條，商家叫苦連天。不過口罩業、藥局、製冰等相關行業的生意卻大好。口罩不用說，退燒用的冰枕、冰囊銷售一空，藥品類則以解熱劑賣得最好，原本不便宜的藥價一漲再漲，但仍然是供不應求（圖9-5、圖9-6）。

12月上旬的流感疫情逐漸緩和，到了12月底疫情終於獲得平息。不過西元1919年（大正8年）流感病毒卻捲土重來、席捲臺灣全島。這一次，臺灣總督府學到教訓，開始積極推動流感的防疫措施。原本只是消極地讓病人自行在家隔離，這次則是以更積極的手段來隔離流感病人，例如強制以「紅色的隔離封條」來封鎖病患家屋，宣告該戶家中有流感病患。此外，總督府也通令保甲，務必要求民眾以消毒水漱口、出入公共場合必須佩戴口罩等措施，徹底執行防疫。果然，大正8年的流感疫情獲得有效的控制，不致發生像大正7年底的流感大流行。

9-6

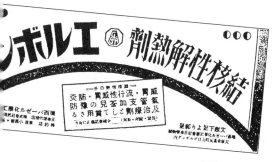

● 9-7

>> 治療感冒與流行性感冒的藥品

其實不論是感冒或是流行性感冒,都沒有所謂的特效藥,只能針對不同的症狀給予支持性的治療。通常在感冒或流行性感冒流行的期間,解熱劑藥品會賣得最好。武田長兵衛商店所代理進口的「結核性解熱劑 エルボン」(圖9-7),除了針對結核病所引發的燒熱有效外,另外它也強調對於感冒、流行性感冒、肺炎、支氣管炎等所引發的持續高燒不退,均有獨特的效果。它的訴求以圖像表示,非常淺顯易懂(圖9-8),也就是使用該解熱劑,體溫會降到37度以下。另外,針對感冒與流行性感冒所引起的頭痛不適,武田長兵衛商店也有代理德國拜耳公司所生產的阿斯匹靈,即「バイエル アスピリン(即BAYER・ASPIRIN)」(圖9-9)。由於阿斯匹靈具有解熱陣痛的強效,針對感冒、頭痛、關節炎疼痛、神經痛、齒痛等身體各種疼痛會有緩和之效,因此風行世界百年。雖然研究顯示,長期服用阿斯匹靈會對胃與

● 9-8

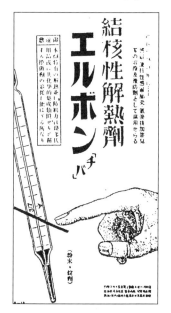

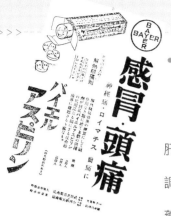

● 9-9　　● 9-10　　● 9-11　　● 9-12　　● 9-13　（逆時針方向）

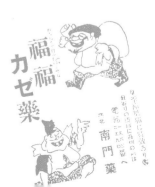

肝臟造成傷害，不過在廣告裡，拜耳公司的阿斯匹靈還是強調「該藥品品質純正，不會對胃造成傷害」（圖9-10）。南門藥局出品的「福福カゼ藥」也是強調該藥品容易吸收、不傷腸胃（圖9-11）。比較有趣的是，為了加強消費者對於福福カゼ藥的印象，南門藥局就以日本傳統七福神中的「大黑天」與「惠比壽神」兩位福神作為商標（圖9-12、圖9-13），代表「『福』『福』カゼ藥（即兩位福神的風邪藥）」。

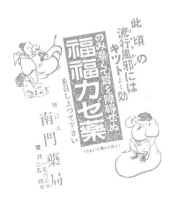

　　除了以上的各種感冒與流行性感冒的藥品外，還有一種非常獨特的藥品可以治療感冒與流感的症狀，也就是中將湯。一定有人覺得很奇怪，中將湯不是婦女們專門用來調經

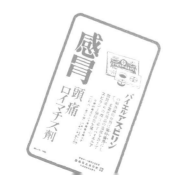

的藥方嗎？真的可以用來治療感冒與流感嗎？正如同這一則廣告所言，「若有下列症狀，請直接飲用中將湯：子宮病、歇斯底里、產前產後、浮腫、惡阻、麻痺、月經不順、頭痛暈眩、血充上頭、神經衰弱、失眠症、下腹腰足冰冷、下腹腰足痙攣疼痛、白帶、赤帶、產後腳氣、疝氣與感冒。」（圖9-14）由此可見，中將湯不但可以治療普通的婦女病與感冒，甚至還可以治療神經衰弱、歇斯底里、失眠與疝氣。而且，中將湯不只是女性的專屬藥品，就連男性也可飲用呢，如這則廣告指出「中將湯是通古貫今徹底治療婦女病之第一人！而且不分男女，對於感冒皆有特效！」（圖9-15）。這則廣告打破了以往中將湯只能給女性引用的刻板印象，強調男性飲用也可以預防感冒。除此之外，中將湯更進一步，對於症狀

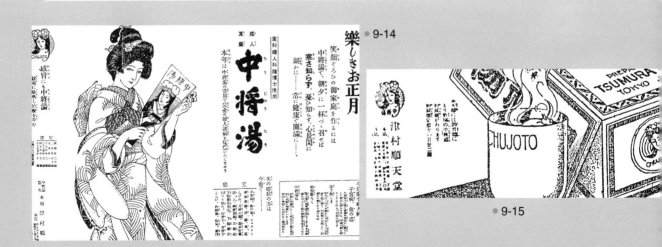

● 9-14

● 9-15

> > > >

嚴重的流感疫情，也宣稱頗有療效，「臺灣流感人數，至今即將突破五萬人！實在相當恐怖！…中將湯

征服流感！不論男女，對於感冒皆有特效！養溫血，若是飲上一杯，將不知寒冷。身體從心開始溫暖起

來，增強抵抗力、預防流感。又，患病者絕對沒有副作用的恐懼。和緩地去除熱氣而提早進行治療！」

（圖9-16）。不過，對照今天津村順天堂出品的「ツムラの 婦人藥中將湯」的包裝説明（圖9-17 ），可以

發現它就沒有特別強調中將湯對於流感的功效了。

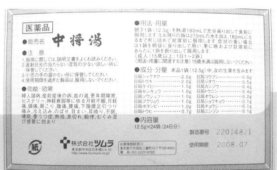

● 9-17

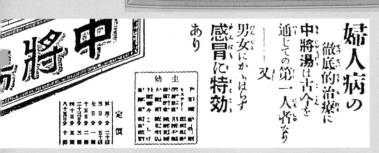

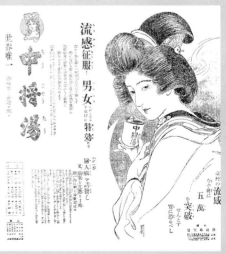

● 9-16

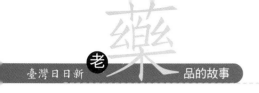

腳氣病藥品

對付白米飯引起的富貴病

　　明治末年，有一種原因不明的病侵襲日本，這種流行病最明顯
的特徵是雙腳麻痺、步行困難，後來並擴及雙手，嚴重
時會突發心臟急症、呼吸困難而死亡。對於這種
「腳的疾病」，日本人稱之為「腳気（かっけ）」，也就
是我們現在俗稱「腳氣病」的多發性神經炎。在現在大家
都知道腳氣病是一種缺乏維他命B1所造成的疾病，然而在明治
時代的日本，卻始終不了解這種不治之症的成因，也找不到有效
的治療方法。明治末年，腳氣病在日本全境蔓延，據說連明治天皇都為腳氣病所苦，
全國可以說是傾注所有心力在找尋引發腳氣病的「腳氣菌」，不過成效幾乎微乎其微。
腳氣病患者仍然日復一日增加，尤其是在軍隊裡面有很多罹患腳氣病的士兵。西元
1894年的中日甲午戰爭，日本陸軍陣亡者977名，腳氣病患者有41,731名，嚴重腳氣病
導致不治的人數卻高達4,064名，約為戰死者的四倍之多。就連日本領台初期，也有不

少渡台日本官員因為嚴重腳氣病的緣故，只好返回日本。由此可見，腳氣病確實為明治末年的日本帶來不少麻煩。

腳氣病與「正露丸」

　　森鷗外是日本的大文豪，本名森林太郎，生於1862年，卒於1922年。他的文名與夏目漱石齊名，並稱為明治、大正時代的文豪雙璧，知名的作品有《舞姬》、《青年》與《山椒大夫》等。在臺灣很多人知道「文豪森鷗外」，卻很少人知道「軍醫森鷗外」，甲午戰後他甚至還以軍醫的身分出任臺灣總督府陸軍局的軍醫部長呢！不過森鷗外擔任臺灣總督府陸軍局的軍醫部長只有短短的三個月任期，據說森鷗外之所以匆匆離開臺灣，主要是因為他對臺的腳氣病政策失敗，意圖逃避責任所致。

　　森鷗外東京大學醫學院畢業後，留德學習衛生學長達五年的時間。當時的德國醫學以「細菌醫學」為主流，也就是相信任何疾病的發生，都是因為有某種「細菌」在作怪。因此對於明治末年肆虐全日本的腳氣病，留德並長期擔任陸軍軍醫官僚系統的森鷗外自然主張這是「腳氣菌」所導致的，這也造成日本舉國上下傾其全力尋找「腳氣菌」的背景。當時的日本海軍將領主要是留學英國，篤信經驗法則，對於腳氣病，日本海軍方面雖然不知道確切的病因，卻也透過經驗發現食用麥飯的士兵少有罹患腳氣病，

因此主張應提供麥飯給士兵。推崇「大和米食」傳統又崇信「德國細菌醫學」的森鷗外自然不能接受，於是他在臺期間依舊禁止殖民地的陸軍部隊擅自提供麥飯與米飯混食。結果他駐臺的短短三個月內，將近25,000名士兵中，居然有90%罹患腳氣，並造成2,104名士兵死亡，於是犯下錯誤決策的森鷗外軍醫部長只好趕緊離開臺灣。

離開臺灣的森鷗外繼續擔任日本陸軍軍醫學校校長，專長為衛生學、細菌學的他，在1904年的日俄戰爭前夕，認定既然「木餾油」可以殺死傷寒菌，當然也可以殺死「腳氣菌」。於是，他發動大量生產主成分為木餾油的錠劑，提供陸軍士兵攜帶，避免腳氣菌的危害。於是標榜征服露西亞（即日文的俄國，Russia）的「征露丸（即今日的正露丸）」，於焉誕生。日俄戰爭期間，每位士兵攜帶600粒正露丸，但是仍然有二十一萬名罹患腳氣病，並且有二萬七千八百名士兵因嚴重的腳氣病而病故，占四萬七千名陣亡者的一半還多。由此可見，正露丸治療腳氣病的效果簡直等於零。據日俄戰爭被俘的俄國士兵所說，他看見日本士兵各個腳步虛浮，還以為是因為日本士兵喝酒壯膽、以示神勇的緣故。沒想到這根本就是因為腳氣病作祟的關係。

　　不過諷刺的是，原本用來治療腳氣病的正露丸，卻因為對於止瀉有特殊的神奇妙效，而得以流傳至今。直到今日，中國、日本與臺灣都還有數十家藥廠在生產正露丸，只不過絕大部分都已經改名為「正露丸」了。這或許是當初一心想要以正露丸來對付「腳氣菌」的森鷗外，所料想不到的吧！

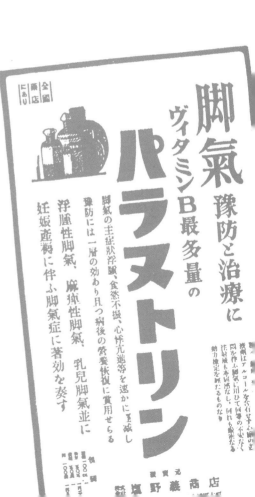

>> 鈴木梅太郎發現オリザニン

　　日本在明治末期深受腳氣病肆虐的痛苦，也許很多人都知道，不過大概很少人知道世界上第一位發明腳氣病特效藥「維他命B」的人，其實也是一位日本人──鈴木梅太郎。不過在陰錯陽差之下，他的功勞竟被意外地抹去。

　　1874年（明治7年）出身於靜岡縣農家的鈴木梅太郎，小學校畢業後即進入東京農林學校。以第一名的成績畢業於東京農林學校後，進入該校的研究所繼續深造。1901年（明治34年）取得

農業博士學位，並考取公費前往德國留學。在德國留學的鈴木深受東、西方不同的震撼，尤其是日本人與西洋人的體格完全不同讓鈴木感受最深。「難道日本人在體格上的貧弱是因為米食的關係嗎？」這個疑問促使鈴木回到日本以後，立志以「米」作為終身研究的對象。

鈴木梅太郎假設：「如果日本人在體格上的貧弱是因為米食的關係的話，那麼食用肉的鴿子應該長得比食用米的鴿子長得更加高大才是。」於是鈴木將鴿子分成兩組，一組餵食肉類，一組餵食白米。然而結果卻是，兩組鴿子在體格上並無差別，反倒是兩組鴿子均有步行困難的症狀發生，看起來就像是人類得到腳氣病一樣。鈴木仍然繼續進行他的實驗，不過在食料獲得困難的當時，鈴木以米糠代替白米給鴿子食用。神奇的事情發生了，食用米糠的鴿子不但沒有得到腳氣病，反而日復一日健康地成長，鈴木心中不禁浮現下列的想法：「難道説米糠內含有某種微量的有效成分，而腳氣病的發生正是因為缺乏這種有效成分的關係！也就是説，腳氣病是一種因為營養失調所導致的疾病！？」抱持如此疑問的鈴木，繼續從事他的米糠研究。西元1910年（明治43年），鈴木成功地從米糠中抽取出有效對抗腳氣病的

成分。最初命名為「**アベリ酸**」，後來改名為「**オリザニン**」，也就是現在所謂的「維他命B1」。之後，鈴木將該種物質以「**オリザニン**」名稱發表在《東京化學會誌》上。照理說，鈴木的發現應該會為深受腳氣病之害的日本帶來不少鼓舞，鈴木的論文也應該受到相當的矚目才是，然而事實卻是，鈴木的研究完完全全地被忽視。

>> 被忽視的世界維他命B始祖

鈴木梅太郎很有可能因為成功抽取出**オリザニン**（現在的維他命B1）而成為世界維他命研究的始祖，可是他的研究卻完完全全地遭受到忽視。不僅世界忽視他的成就，就連日本也不注重他的發現，甚至因為當時局勢的關係，鈴木的研究在日本還遭受到不少敵視。

鈴木發現**オリザニン**的研究報告最初是以日語發表，西元1911年（明治44年）的8月才在德國的學術速報誌中，以論文概要的形式小幅刊載，不過並未引起注意。西元1911年的12月，一名波蘭裔的美國生化學家芬克（Casimir Funk）發表了與

鈴木梅太郎相似的研究論文。他也是以米糠作為研究的對象，並成功抽取出相同的物質，他將該物質命名為「vitamins」，意為「維持生命的營養素」。芬克的研究深受世界所注目，他也以「第一個維他命的發現者」而被大家所認識。八個月後，鈴木梅太郎有關 オリザニン 的詳細論文雖然也以德語發表，但是在芬克的光環底下，他的論文被視為舊調重彈而不受重視。

除此之外，情況還能夠更糟，鈴木梅太郎在日本國內面臨了更加嚴峻的局面。當時日本醫學界普遍認為腳氣病是一種由細菌感染而發生的傳染病，因此全日本國上下無不傾其全力尋找所謂的「腳氣菌」。當時的陸軍醫務局長，也就是頂頂有名的文學家森鷗外，尤其是這種腳氣細菌說的主要支持者。對於鈴木梅太郎發現的 オリザニン ，森鷗外不但認為它只不過是「鄉巴佬學者的偽研究」，還曾經揶揄鈴木梅太郎說，「如果米糠可以預防腳氣，那麼喝馬尿也有效！」由此可見鈴木梅太郎所受的艱難處境。

再者，對於日本人來說，鈴木梅太郎的研究主張維他命B不足會引起腳氣病，等於間接承認白米是腳氣病的罪魁禍首，這簡直是污辱了日本自豪的白米文化，真是其有此理。因此，基與上述的種種原因，鈴木梅太郎的研究在日本始終無法受到重視。

　　森鷗外去世後的兩年，也就是西元1938年（大正13年），作為腳氣病特效藥的 **オリザニン** 逐漸被人們所認識，並由三共株式會社開始發行販售。從此之後，腳氣病患者急速減少，腳氣病也就再也不是不治之症了。不過在森鷗外對於 **オリザニン** 置之不理的這十餘年間，日本有十萬多人罹患腳氣病，並有三萬多人死亡，這真的是令人感到遺憾的一件事情啊。

>> 各式各樣的腳氣病藥品

　　オリザニン 作為腳氣病的特效藥逐漸受到重視，三共株式會社的社長高峰讓吉聘請鈴木梅太郎為

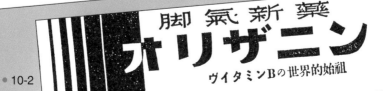

10-1

10-2

三共株式會社的學術顧問，並將 オリザニン 製品化，以「 オリザニン 」為商標名稱（圖10-1、圖10-2）開始發行販售。日後如果提到「 オリザニン 」，人們第一個會想到的是三共株式會社所生產對抗腳氣病的藥品名稱，而不是鈴木梅太郎從米糠中抽取出、相當於今日維他命B1的某種物質。隨著世界維他命學研究的日新月異，日本人也逐漸接受可以用「維他命B」來治療腳氣，並用「維他命B」來稱呼鈴木梅太郎所發現的物質。

在日治時期的臺灣，由於相關資料的缺乏，我們不能夠精確地知道當時腳氣病流行的情況。不過一份文獻顯示，由於新渡臺的日人頻頻出現腳氣病患者，導致臺灣總督府在西元1906年（明治29年）3月為了預防該病而發出通牒，下令所有日籍的軍人、官吏與人民每個人都必須攝取麥飯。從這件事來看，或許可以推測腳氣病對於領臺初期的臺灣總督府來說，應該是一個極為棘手的問題。此外，根據當時的醫學專家佐藤八郎對於腳氣病所做的分析顯示，西元1905年（明治38年）到西元1938年（昭和13年）間，臺灣因腳氣病死亡的人數最高為明治41年的一萬人，最低則為昭和11年的438人，從這裡也可以大致推斷日治時期腳氣病在臺灣大致流行的狀況。另外有趣的是，日本人得腳氣病而死亡的人數佔全部在臺日本人的比例，遠比臺灣人得腳氣病死亡的比例還要高，有時甚至高達十倍以上。

這樣的結果，或許是跟在臺的日本人喜愛食用精製的白米有關吧。

　　日日新報的藥品廣告欄中，也不時出現治療腳氣病的藥品廣告，尤其是在維他命B治療腳氣病的效

果得到証實以後，這樣的藥品廣告更是頻繁地出現。這些藥品廣告除了紛紛強調本身的藥品含有最高

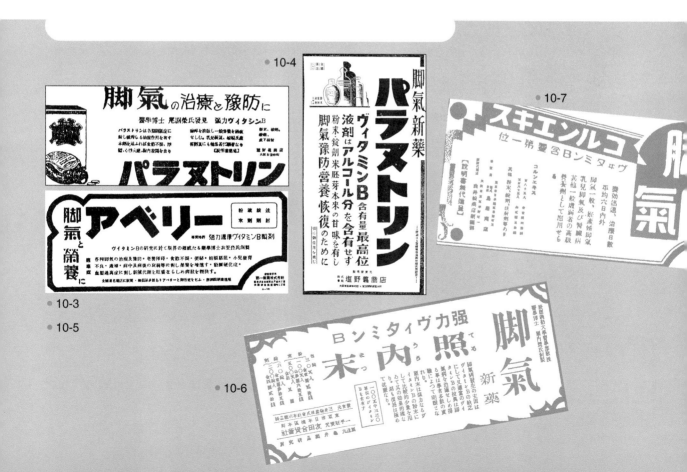

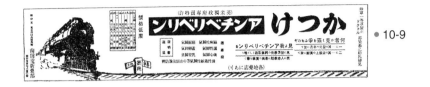

● 10-9

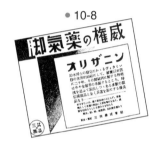

● 10-8

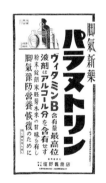

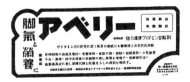

量、最強烈濃厚的維他命B以外（圖10-3、圖10-4、圖10-5、圖10-6、圖10-7），有趣的是，它們均十分強調權威人士的背書。三共株式會社的「オリザニン」當然是由農學博士鈴木梅太朗來推薦（圖10-1），不但強調該藥品是「維他命B的世界始祖」，更要強調自己是「維他命B的標準品」，其他不是三共株式會社生產的產品可以説通通都是假貨（圖10-8）。

至於鹽野義商店所發行的「パラヌトリン」（圖10-3），則是強調該藥品是醫學博士尾關榮所發現的腳氣病特效藥，若是有需要的話，相關的實驗報告也可以敬送給顧客（圖10-4）。南信堂新藥部所生產的「アンチベリベリン」（圖10-9），則是由陸軍一等軍醫正都築甚之助所研發，而且還強調該產品已經獲得英、美、德國等各國政府的專賣特許權。第一製藥株式會社所販賣的「アベリ」（圖10-5），則是宣稱由維他命B的研究權威藥學博士衣笠豐所調製。由三井物產株式會社藥品部門所發行販

售的「照內末」（圖10-6），則是強調應慶義塾大學醫學部教
授、醫學博士照內豐所創製的腳氣特效藥。這些藥品廣告訴
諸權威人士的背書，確實能夠給予腳氣患者信心，進而促進買
氣。這的確是藥品廣告慣用的手法之一。

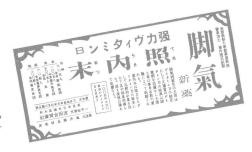

除了訴諸權威人士的背書之外，藥品廣告也時常誇大療
效，維他命B儼然就是「有病治病，沒病強身」的最佳代
言。這一點倒是跟今日國人每天一粒綜合維他命的習慣，非常相
似。例如三共株式會社的「 オリザニン 」，除了強調針對各種腳氣病有療效以外，
還可以「促進消化（具有增強食慾的效果），增加營養的吸收（維他命B的缺乏會造成種種營養吸收的障
礙），提高腸胃蠕動（最推薦針對懷孕所引起的便秘），具有利尿的作用（維他命B的缺乏是浮腫的成因
之一，針對如此的浮腫，使用其他的利尿劑效果不大）！」（圖10-10）等等，擴大了維他命B的種種功
效。這種誇大療效的藥品廣告，在日日新報的藥品廣告欄中倒也俯拾即是。

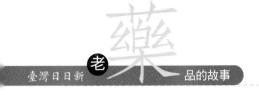
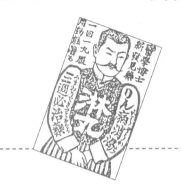

性病藥
男女的秘密病

　　性病，顧名思義就是經過性行為感染的疾病，有人類就有男女的接觸，所以性病的歷史可以回溯到遠古以前。雖然現今醫藥知識和技術不斷地進步，許多疾病如天花、鼠疫、瘧疾、麻瘋等也逐漸絕跡，但是性病不但難以控制，而且愈來愈多，面貌愈變愈烈，其中更以有「二十世紀的黑死病」之稱的愛滋病令人聞之色變。

　　性病似乎是人類文明社會中最難啟齒，也是最難根治的疾病了。日治時期，臺灣社會對於性病的發生和蔓延也相當困擾，從日日新報藥品的廣告欄上可以發現，當時藥品通路上最常見的性病藥品，約略可分為兩種，一是治療淋病的藥品，二是治療梅毒的藥品，我們可以發現治療這兩種性病的藥品種類還蠻多的，也都很標榜自家產品對於性病的神奇療效，可見性病在當時還真的是一個不小的問題。從日日新報性病藥品廣告來看，廣告內容的「ㄙㄨㄥˊ」的程度，簡直可以直逼現代的第四台廣告。雖然我們現在很難檢視這些廣告上宣稱的療效是否真的具有醫學根據，但是能夠想出這些「ㄙㄨㄥˊ又有力」廣告文案的作者，還真的是一絕啊。

>>>>

>> 淋病的特效藥

　　淋病是一種經由性接觸感染的疾病，帶有淋病雙球菌的病人藉著性交將病菌傳染給他人，引起泌尿生殖器官炎症的反應。男性得到淋病之後，外尿道會分泌黃白色的膿液，灼熱刺痛，排尿時會感到疼痛，等到淋病菌經由尿道進入體內之後，就會出現全身性的症狀，導致精囊、前列腺等器官的發炎。女性得到淋病比較不會感到疼痛，但陰道會排出大量黃白色的膿汁和白帶，當淋菌從子宮頸管進入體內之後，會引起子宮內膜或輸卵管炎，有時也會因為腹膜炎或骨盆發炎而引起高燒不退、下腹劇烈疼痛等症狀。

　　不論是以前或是現在，淋病總是困擾當代的男男女女，彷彿是一個人類無解的難題。日日新報的廣告欄中，淋病藥的種類很多，例如高橋盛大堂本店出品的トリート，它被標榜為「淋病地獄的安全地帶」（圖11-1），

● 11-1

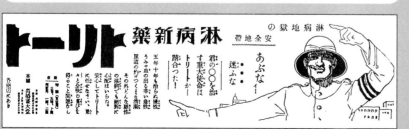

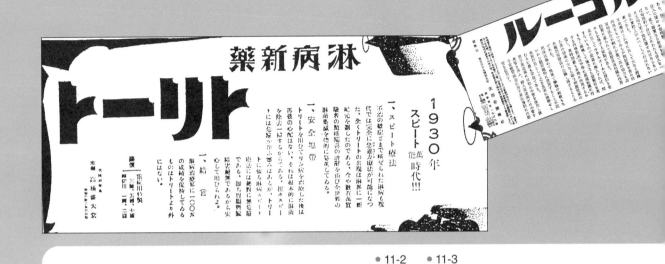

一、スピート療法

不治の病症にまで咲ぜられた淋病も現代では完全に恐速か療法が可能になった、全くトリートに依つて一新紀元を劃したのである、今や數百萬質の健康の回復臨淋の濟世の注意の世界の淋病藥廠を壓倒に裝置してゐる。

一、安全地帶

トリートを用ひてリン病をお治した後は再發の心配はない。それは根本的に淋菌を除去し一掃かながらである、注タスピートには危險か注ぶ六はあるが、トリート療法は絕對に無危險である、卽ち問題藥廠でするから安心して用ひらるしよ。

一、結 管

淋病治療界に一○○%の成績を保持してゐるものはトリートより外にはない。

藥價 重要川小爽 五個 四圓 一個 二圓

本舗 大阪市東區 高橋盛大堂 電話九二四〇九

淋病新藥 トーリト

1930年 スピート萬能時代!!!

ルーゴル

友田合資會社

　　　　　　　● 11-2　　　● 11-3

廣告上寫著，1930年是速度萬能的時代（圖11-2），曾經被認為是不治之症的淋病，現在已經有快速的

方法治療了，而且使用這種快速的治療方法完全不需要擔心病情會再復發，因為他可以完全掃除淋病的

細菌，並且對於身體完全沒有害處。

　　還有一種淋病藥是友田合資會社出廠的 **ウラルゴール** ，這是一種外部使用的淋病藥。該會社認為，

利用注入、或是洗滌等外部療法，是一般淋病藥品的使用方式，這些藥品也總是宣稱能夠在短時間內讓

患者痊癒。以前用來注入或是洗滌的藥劑，藥品通常是水藥或是乳劑，但是這些藥物有個大缺點，因為

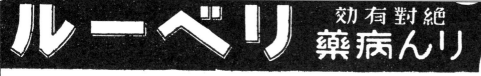
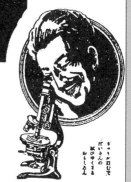

● 11-4

這些藥品在注入的瞬間雖然會發揮作用，短時間有效果，但是每一次的藥效只能維持十分鐘左右，所以必須來回重複注入5-10次左右，相當的麻煩。但是這一款新的注入、洗滌藥品使用之後，可以瞬間溶解具有強效殺菌力的粉末，將粉末均勻的附著在尿道黏膜上，藥效可以長時間作用，可以說是各種注入、洗滌療法的淋病藥中最好的一種。不僅如此，它的使用方式相當簡單，旅行的時候也可以隨身攜帶，相當的安全和方便（圖11-3）。

第三種淋病藥是竹村製藥所出廠的 リベール，它的廣告當然也不厭其煩地標榜藥品的神奇療效。

這一款藥是內服藥，業者聲稱，淋病患者只要服用**リベール**，等到尿液變成藍色的時候，就是藥效發揮作用的時候，這時候患者就會感到明顯的藥效。這款藥的研發者認為，從外國人士感染的淋病特別的猛烈，普通的淋病藥是沒有用的，只有特製的**リベール**才能夠治療兇猛的淋病（圖11-4）。這一款藥的廣告標語相當多，如：「五日內掃除你的煩悶」、「只要五天，煩惱盡除」、「服用五天，就不會傳染給尊夫人」、「有沒有留下毒性，五日之內見分曉」，文案內容相當的直接、聳動。

● 11-5

第四種淋病藥品是山崎太陽堂出廠的淋丸，這款藥的理念是，「淋病是亡國病，是生殖上的大敵」，而淋丸能夠在三週之內根治淋病，解除淋病的困擾。淋丸的製造者指出，淋丸雖然是內服用藥，但是並不會有舊式淋病藥傷害腸胃的問題，不但吞服容易而且有相當的療效。這一款藥的廣告標誌，是一個穿著大禮服並且翹鬍子的男人，他的胸口上寫著「淋丸」二字，左邊的袖子上寫著「淋病消渴」，右邊的袖子上寫著「三週內必治藥」，比起其他淋病廣告標誌不是邪惡的鬼臉（圖11-5），就是冰冷的顯微鏡，廣告中男人穩重的樣子看起來讓人覺得很有安全感呢（圖11-6）！

● 11-6

　　從林林總總的廣告來看，這些藥品有個共通點，就是強調迅速、方便，快又有效，但是以現代醫學來說，想要迅速的根治淋病又不會留下後遺症，似乎還有一段距離。但是總而言之，治療淋病越早越好，千萬不要延誤了治療的時間，也不要中斷，否則一旦轉變為慢性傳染病時，細菌對藥物產生抵抗能力，就不容易治癒了。

>> 梅毒的特效藥

　　梅毒是有史書記載以來最古老的性病，十五世紀哥倫布環球航海後，替世界文明開啟了重要的一頁，但是同時也將梅毒傳播到整個世界，當時的梅毒就像現在的愛滋病一樣不能治癒，患者只有死路一條，甚至據説哥倫布本人也是死於梅毒。梅毒是大型螺旋菌感染所引起的慢性傳染病，其病原體是德國的霍夫曼和謝文定在1905年首先發現，梅毒的感染大都是因為和帶菌者有直接的性行為，但是從事醫療工作的醫師、護士有時也會從外傷而感染病毒，輸血時也有可能感染，甚至是懷孕中的媽媽，也會經由胎盤把病原體傳染給胎兒，造成嬰兒先天性的梅毒。梅毒比淋病還要可怕，一旦罹患梅毒更難以治癒，是相當可怕的性病。

● 11-7

日日新報上曾經有一篇報導，梅毒被形容為「比戰爭還要可怕」，梅毒在當時候令人聞之色變由此可見一斑。日日新報當中最典型的梅毒藥品，就是是森下南陽堂出廠的「毒滅」（圖11-7）。森下南陽堂創立於1893年2月11日，創立森下南陽堂的人是森下博，他創立這間藥店的時候，只有25歲，草創之初，藥店只有他新婚兩年的妻子花子，以及兩名員工。森下南陽剛開始是以藥種商作為業務導向，當時候藥種商的主要是將藥品的原料賣給賣藥業者，因此森下博一開始，即確定了他「以生命嚴選原料」作為他的企業基本理念。後來，因為這間藥店在中午甲午戰爭的時候幫助日本政府打贏中國有功，1896年2月，被日本官方贈與金鵄勳章，後來這間藥店也以這個勳章作為噱頭，開發了「金鵄香袋」，1898年，森下南陽堂進一步開始販賣「肉體美白丸」，從他的產品可以知道，這間藥店相當的跟著上時代流行的腳步，很早就注意到亞洲女性所重視的美白問題。

1900年，森下南陽堂研發出治療梅毒的藥品「毒滅」，使用德國首相俾斯麥的人像做為這個產品的商標，不僅如此，森下博還傾其家產為這個藥品打廣告，讓這個

藥品大量的在報上廣告和街角的招牌看板上曝光。在當時候的日本，梅毒被當成是一種很可怕的花柳病和文明病，「毒滅」的出現，被視為一種畫時代的新藥，「俾斯麥的毒滅」、「俾斯麥的森下南陽堂」一時之間爆紅，「毒滅」的成功也讓森下南陽堂的業績扶搖直上。

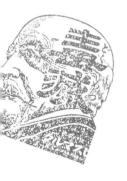

　　至於為什麼森下南陽堂會選擇「俾斯麥」作為毒滅的商標，資料並沒有明確的答案，但是從明治維新以來日本一貫師法德國，展開富國強兵計畫的角度來看，作為一手帶領德國獨立邁入世界強國之林的鐵血宰相，俾斯麥確實有令日人推崇的動機。

　　受到毒滅成功的激勵，也因為毒滅的熱賣讓森下南陽堂積有餘資，這森下南陽堂遂進一步著手綜合保健藥品的開發事宜。當時的時代醫療比較欠缺，民眾很容易就因為小小的感冒或是下痢而喪命，1894年的時候，森下博參加日本的征臺之役到了臺灣，他在臺灣看到當地常使用藥丸，因此給了他啟發，他遂從在臺灣看到的藥丸得到靈感，研發出吃了可以治百病而且攜帶方便的藥丸。1905年，森下南陽堂成

功開發以16種生藥調配而成的「仁丹」，不僅便於攜帶性，也很容易保存，

這個藥品的名稱：仁丹，「仁」是取自中國儒家的做人最高準則，而「丹」

則是中國慣常使用來稱呼藥丸的詞彙，可見森下南陽堂的領導人受到中國文

化影響很深。仁丹的出現同樣在市面上受到喜愛，因為市場詢問度太高，森

下南陽堂甚至還開發出仁丹的自動販賣機，方便民眾購買。1907年這個產品

引進中國的時候，同樣也造成一股搶購的旋風。從「毒滅」到「仁丹」，森

下南陽堂成功地確立了在近代日本藥品界中的地位。

「毒滅」的出現，讓當時候罹患梅毒的東方人得到一線希望，但是西方

社會對於梅毒的治療方法則是稱為驅梅療法，從1910年使用的606號開始，

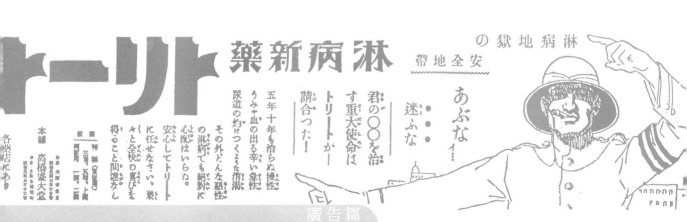

廣告篇

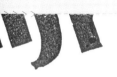

到1934年使用的馬法砷，一直到第二次世界大戰結束後，梅毒的治療就以砷藥為主，戰後，由於各種抗生物質的進步，驅梅法又有顯著的改善，轉變為以盤尼西林為主。但是即便如此，治療疾病還是最忌拖延，如果感染到梅毒，在早期就要做好持續的治療，才有可能完全治癒，否則延誤過久，病狀進入晚期，即使做任何有效的治療，也很難痊癒，而且會留下後遺症。總而言之，預防勝於治療，安全的性行為才是遠離性病的不二法門。

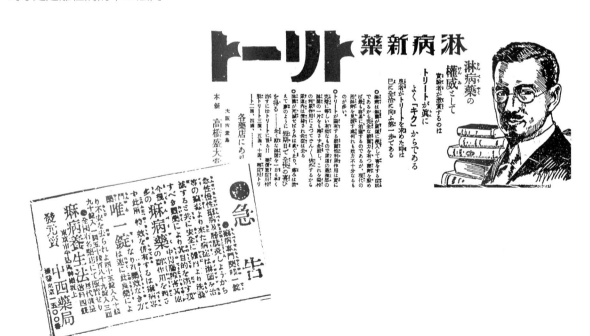

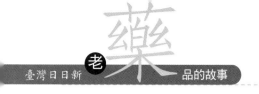
驅蟲藥品

從體內到體外的除蟲藥方

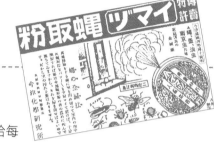

　　印象中小學的時候，大概每學年的開始，學校就會發給每位小朋友一片有黏性的玻璃紙片，然後要求小朋友帶回家，隔天早上出門前將玻璃紙片往肛門黏一下，然後再帶到學校交給保健室阿姨。這個過程，是要讓保健室阿姨從顯微鏡中檢查學童們腸道內是否寄宿著蟯蟲。由於蟯蟲在半夜會從腸道前往肛門排卵，所以檢查玻璃紙片中是否黏著蟲卵，就可以得知小朋友在是否是蟯蟲患者。檢驗的結果，大約會在幾個禮拜後出來，有蟯蟲病的小朋友就會在班導師的手中接獲一包驅蟲藥包。可是在更早的時候，沒有玻璃紙片的時代，小朋友要怎樣進行蟯蟲檢查呢？據說學校會發給每位小朋友一個塑膠小盒，並要求小朋友們隔天要用這個塑膠小盒裝上自己的糞便，再將小盒交回。然後保健室阿姨便利用這小小的糞便檢體，檢查是否有蟯蟲的寄生。還好，後來發明了這種有黏性的玻璃紙片，不然可真的難為了被檢驗的國小學童，每天早上出門前要為交出糞便檢體而奮戰許久。而面對全校學童檢體的保健室阿姨，想必也會為了這個數量龐大的糞便檢驗而感到困擾萬分吧。

> > > > >

寄生蟲病中最常見的就是蟯蟲與蛔蟲兩類。由於蟯蟲與蛔蟲寄生在人的腸道之中，吸收人腸道內營養，因此蟯蟲與蛔蟲等的寄生蟲患者普遍會有食慾不振，精神不佳的情況。而導致寄生蟲病的發生主要都是因為衛生習慣的不良。例如吃進附有寄生蟲卵的不潔食物，便後沒有洗手，又將寄生蟲病傳染給家人。過去的衛生條件沒有今日好，再加上臺灣普遍有將水肥當作農作物肥料的習慣，這造成了過去臺灣寄生蟲病患者比例偏高的現象。根據臺灣總督府在西元1937（昭和12年）所刊行的衛生調查書表示，當時在全島各地的保健調查中，寄生蟲檢查的綜合成績，228,785名被檢者中，有186,969名為寄生蟲卵的保有者，也就是說大約有81.72%的臺灣人為寄生蟲病患者，由這個數據也可以側面地了解到寄生蟲病在臺灣肆虐的大致情況。

既然在日本時代，有高達80%以上的臺灣人，具有寄生蟲病的困擾，那麼當時候的臺灣人會採用何種方式來對付寄生蟲病呢？據說當時的臺灣社會流行吃檳榔可以治療寄生蟲的說法。吃檳榔是臺灣南島語族特有的社會習俗，後來普及到整個臺灣社會。的確，吃檳榔的人似乎蛀牙比較少，古來也有用檳榔來提振食慾的說法，不過以吃檳榔的方式來預防寄生蟲，這對於當時的日本人來說，那可真是不可思議的事。有趣的是，在日治時代還真的有學者從事「嚼食檳榔是否真的有助於預防寄生蟲病」的研究。不

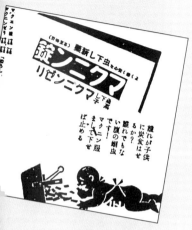
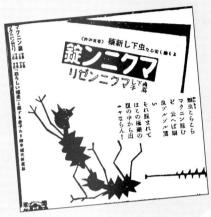
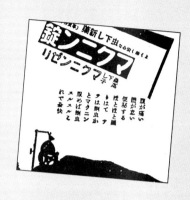

● 12-1　● 12-2　● 12-3

過最後的實驗證明，嚼食檳榔的1,287人當中，仍然將近有97%比率是寄生蟲卵的保有者。換句話說，嚼食檳榔對於預防寄生蟲病是毫無效果的。既然嚼食檳榔對與預防寄生蟲病完全沒有效果的話，那麼日本時代的臺灣人會不會使用其他的藥品來對付寄生蟲病呢？

>> 古老的驅蟲藥方海人草

　　在日日新報的藥品廣告欄內，可以看到許多有關驅蟲藥（日文：虫下し）的廣告，其中數量最多的就是由藤澤友吉商店所出品的「マクニン錠」（圖12-1、圖12-2）。除了「マクニン錠」外藤澤友吉商店還強調若是小朋友太小，不適合服用「マクニン錠」，另外還有一種產品是適合小朋友食用，果凍狀

的「マクニンゼリ」（圖12-3）。這個「マクニン錠」與
「マクニンゼリ」到底是什麼東西呢？其實它們都是以海人草（日
文：かいにんそう）為原料所製造出來的產品，海人草是一種生長
在海邊的海藻，在日本古來就是驅除體內蛔蟲的民間藥方（圖12-
4），使用前必須要先煎煮過，再飲用煎煮出來的濃汁。在醫藥不發
達的時代裡，海人草具有相當好驅除蛔蟲的效果。海人草又有一個
別名為「まくり」，大概是取其隨海波搖動時、捲曲的姿態吧！因此
呢，從「まくり」當中所提煉出來的驅蟲藥，當然就叫作
「マクニン」。

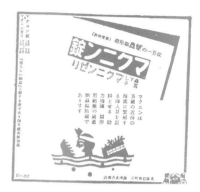

>> 活潑生動的マクニン廣告

　　マクニン的廣告最擅長以活潑、生動的插畫贏得讀者的目光，
在配上淺顯易懂的文字敘述，真的令人印象十分深刻。例如這幅圖
畫中吵鬧不休的小孩，配上簡單明瞭的文字「食慾不振、臉色發
青、零食與玩具通通不要的暴躁小孩！在這個令人困擾的時刻，務

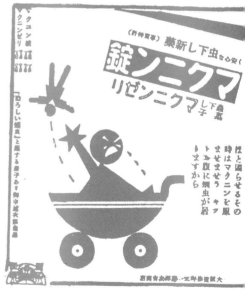

● 12-4

● 12-5

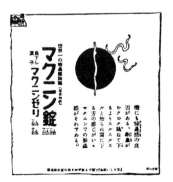

- 12-6
- 12-7
- 12-8

必要讓他服用**マクニン** 啊！因為這一定是蛔蟲在作祟！」（圖12-5）。還有這位要出征的戰士，彷彿就要出場打贏這場蛔蟲戰爭，「若是時常服用**マクニン** 的話，就能消滅體內的蛔蟲卵。不受令人恐懼的蛔蟲病侵襲，得以在健康戰線上無所異狀！」（圖12-6）。當然除了以生動活潑的插畫吸引目光以外，實際的藥效也是購買者的關心的重點之一。於是這幅廣告就強調「因為**マクニン** 確實有其效用，且全無副作用，因此北海道廳年年全境採用，是使道民蛔蟲驅除的合格藥」（圖12-7）至於在排除體內蛔蟲時，有時後因藥效太強，在排出時會有「拉出蟲」的感覺，因此廣告內也十分強調「絕對不會有強烈的排蟲感，而且是快意順暢地排除」（圖12-8）。

　　除此之外，**マクニン** 的廣告最愛以「愛國藥品」的姿態展現它的訴求，例如這則廣告強調「日本是世界第一的蛔蟲

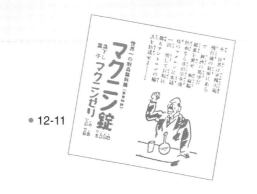

● 12-11

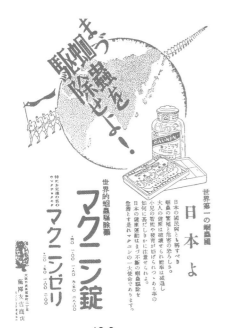

● 12-9

● 12-10

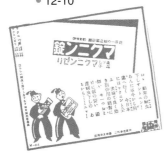

國！蛔蟲病足以稱之為日本的國民病！恐怖的蛔蟲繁殖與危害！不但會破壞大人的健康！機能減退！甚至還會妨礙小孩的智能與發育！應該給予最高的注意！日本的健康運動就是不斷地把驅除蛔蟲視為第一要務，這也是 マクニン 的一大使命！」（圖12-9），為了要讓日本從世界第一的蛔蟲國當中除名呢，就必須服用 マクニン 才行。在戰爭期間，マクニン 也主張為了節省經費支援戰爭，所不應使用外國的驅蟲藥，而應愛用國貨 マクニン ，「噢，舶來品 サントニン ！您今日起不論走在何處，人人都在談論 マクニン 。不但美味有良效，絕無副作用，重要的是因為它是價格便宜的國產貨 マクニン ！」（圖12-10），因此為了愛國，「必須愛用國產的 マクニン ！而且必須防遏花費巨額的舶來品 サントニン 之輸入！」（圖12-11）。如此的廣告文字在在都是在啟發日本國民的愛國心，進而購買便宜又有良效的國產貨 マクニン 。

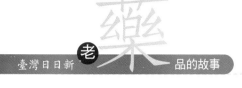
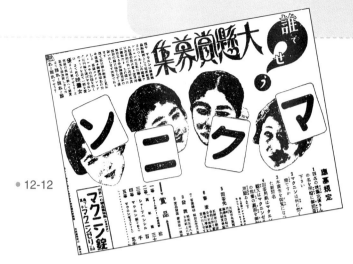

● 12-12

此外，也不得不稱讚マクニン的廣告手法，它不但讓讀者看到廣告，還讓讀者參與廣告。マクニン曾經在廣告中舉辦一個有獎徵答的活動（圖12-12），它的活動方式是讓讀者回答下列問題：

1. 圖片中的四名電影明星芳名為何？

2. マクニン是一種治療何種疾病極有效果的藥品？

3. 是在哪一份報紙刊物中閱讀到本廣告？

4. 回答用紙請利用マクニン錠與マクニンゼリ產品的使用說明書背面。

有關這則廣告活動的實際進行方式，到今日已經完全不可考了，但是這則廣告的效果無疑是非常廣大的。讀者一開始就被四個電影明星的臉蛋所吸引住，想要參加活動的話，還非

得使用該產品說明書的背面才行，間接地又促進了產品的銷售。獎品則肥水不落外人田，當然還是採用自家的產品，這又打開了自家產品的知名度。這真的是行銷手法十分高明的一則廣告。

>> 藥效強烈的舶來品サントニン

　　當時跟マクニン競爭的驅蟲藥，就是外國貨「サントニン」。「サントニン」也就是今天所謂的「山道年」，它是從一種亞洲產的蒿屬植物中，將其花朵乾燥所製成的驅蟲藥。該種蒿屬植物最初只有在俄國的土耳其斯坦有生產，再加上俄國對於該種植物的種苗採取禁止出口的策略，因此日本只能以高價購買其產品サントニン。這也就是サントニン被認為是高價舶來品的原因，如何將驅蟲藥サントニン國產化，是日本當時各大藥場所積極推動的目標，一直到昭和初期，市野瀨替所創立的日本新藥會社才在日本北海道與東北地方成功地種植出製作サントニン的蒿屬植物，達成サントニン國產化的目標，不過它的價格一直都比マクニン貴上許多。

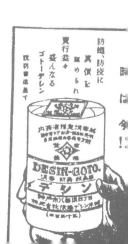

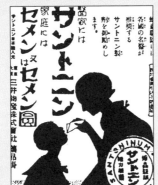

- 12-13
- 12-14
- 12-15

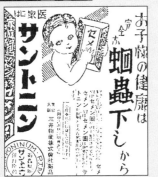

サントニン 具有毒性，但因為它的效果顯著，以前曾經大量被使用於驅除蛔蟲，但現在已經以效力更強、毒性更溫和的驅蟲藥所代替。サントニン 在日治時代是所謂的「劇藥」（意指有毒性的藥品），服用時必須稀釋十倍後才能服用。大致來說，醫院或診所是使用 サントニン，一般家庭則可以購買含有 サントニン 成分的「セメン」或「セメン円」（圖12-13、圖12-14、圖12-15）。不過在日治時代，願意花錢購買 マクニン 或是 サントニン 的，大部分都是屬於中上階層的家庭。一般臺灣民眾要驅除蛔蟲，大都是靠警察與保甲在役場煎煮大鍋的海人草，有需要的民眾排隊領取，喝完海人草以後，蛔蟲就跟著糞便排出來了。海人草不用錢，只是味道很臭、不好聞，老一輩的爺爺、奶奶，只要是喝過海人草汁的，對於海人草的味道都是終身難忘的。

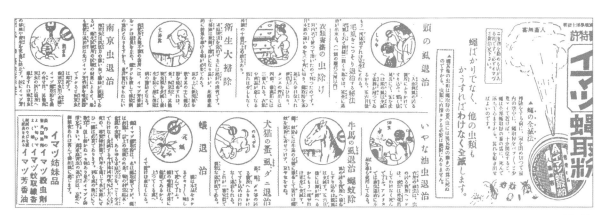

● 12-16

>> 大掃除專用的各種除蟲藥品

　　日日新報的藥品廣告欄內，除了有對抗體內的寄生蟲病藥品外，也有保持環境清潔所需要的除蟲藥品。他們的廣告訴求就是「沒有什麼蟲是殺不死的！」（圖12-16），今津化學研究所所生產的自家產品「イマヅ蠅取粉」可不是只有對付難纏的蒼蠅而已，舉凡頭蝨、臭蟲、蟑螂、螞蟻、蚊蠅與種種不知名的小蟲，都有辦法驅除。而且它還自豪該產品效果之強大，「由於蠅與其他蟲類會因為蠅取粉的香而斃命，因此不需要直接噴灑在蟲類的身上」。不過為了害怕消費者因為該產品的藥效太強而不敢購買，「イマヅ蠅取粉還特別強調對於「人畜無害」（圖12-17）。當然，若是各個家庭有需要的話，也可以購買イマヅ蠅取粉的各種姊妹商品，如驅除農作物害蟲的「イマヅ殺蟲劑」、除蚊又香

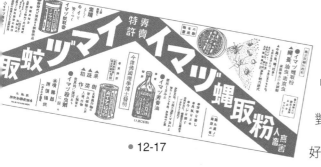

● 12-17

又有效的「イマヅ蚊取線香」與防止廁所惡臭味的「イマヅ芳香油」（圖12-17）。此外，據說イマヅ蠅取粉對於討厭的蚊蠅、蟑螂，以及寄生在軍馬上的虻都有非常好的效果，所以也非常受戰場上阿兵哥的歡迎。由於衛生條件不好，前線的士兵常因為亂飛、亂竄的各式害蟲弄得不得安眠，因此攜帶輕便的イマヅ蠅取粉便成為前線士兵不可或缺的必需品。所以在戰時，為了鼓舞前線作戰士兵的士氣，也常有「為每位戰前士兵送上一罐イマヅ蠅取粉吧！」的呼籲。

另外，從廣告中的圖樣也可以發現這些除蟲藥品包裝都有一個方便的設計，也就是「太鼓形」的不沾手設計。不管是今津化學研究所的「イマヅ蠅取粉」（圖12-18、圖12-19），安住大藥房出品的「臭蟲立斃藥粉」（圖12-20）、「克得兒」（圖12-

● 12-18

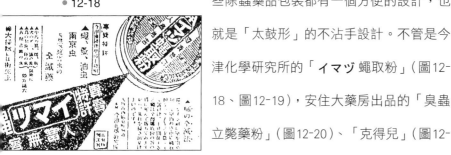

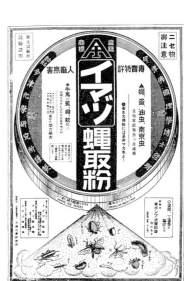

● 12-19

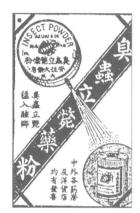

● 12-20

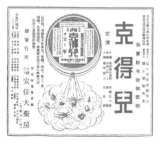

● 12-21

22）與「のみと粉」（圖12-21），或是日東化學工業株式會社所生產的「トッカン 取粉」（圖12-23），它們都是利用空氣壓力的原理，以按壓的方式將除蟲粉末噴出。對於家庭主婦來說，這種不沾手的設計巧思真的是非常方便，跟我們現在的用按壓噴灑的殺蟲劑有著異曲同工之妙。而武田長兵衛商店所發售的除蟲劑「フリット」，則是液狀的產品，使用時必須要以噴灑的方式進行。很有趣的是，在廣告裡面藥品 フリット 化身為士兵，它所要對抗的是化身吸血鬼的蚊子（圖12-24）與千目惡魔的蒼蠅（圖12-25），士兵對抗邪惡蚊蠅的構圖非常生動驅除蚊蠅的訴求給表達出來，很令人印象深刻。「後藤 デシン」（圖12-26、圖12-27、圖12-28）則以「一家一罐惡疫預防！」簡單明瞭的口號吸引讀者的目光。

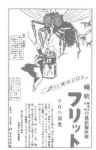

● 12-24

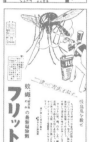

● 12-25

● 12-22

● 12-23

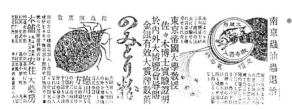

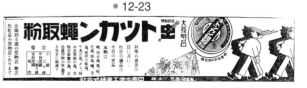

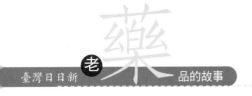

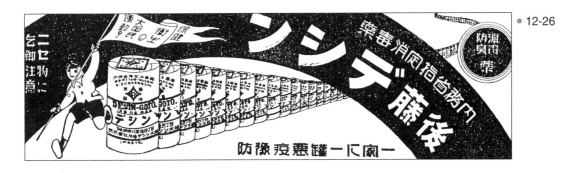

● 12-26

另外，藤澤友吉商店則是多角化的經營，不但生產驅蛔蟲用的 **マクニン** 與滋養用的 **プルトーゼ** 外，也生產樟腦相關產品。其實藤澤友吉商店（即今日的藤澤藥品工業），創業的歷史非常悠久。藤澤友吉商店在明治維新以前就以經營和漢藥批發店起家，後來開始引進洋藥，繼而自己生產藥品提供市場。大約在西元1904年（明治37年）到1905年（明治38年）之間，由於日俄戰爭的影響，世界對於樟腦的需求量大增，於是藤澤友吉商店開始投資於精練樟腦的事業，並獲得極大的成功。藤澤樟腦不但強

● 12-27

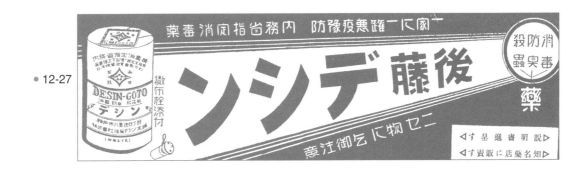

調樟腦殺蟲力極為強大，而且樟腦還可以防潮，防止幼蟲孵化，因此在衣服、書畫、古董與毛織物等貴重物品的保養上有相當好的效果。在推銷手法上，藤澤友吉商店為了引起讀者的興趣，還特別贈送「樟樹栽培的入門」與「衣服的保養方法」等手冊（圖12-29）。至於臺灣樟腦市場上產品良莠不齊，藤澤商品為了加深讀者的印象，特別在廣告內明白標示「鍾馗抓鬼」的商標（圖12-29），這個「鍾馗抓鬼」的形象也就成為藤澤樟腦最顯著的標誌。

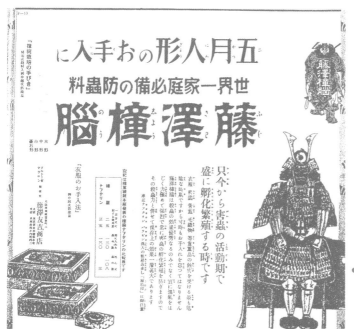

● 12-29

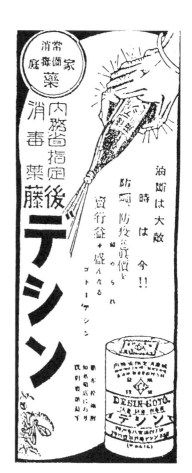

● 12-28

延伸參考

相關網站：

くすりの 道修町資料館　　http://www.kusuri-doshomachi.gr.jp/

くすりの 博物館　　http://www.eisai.co.jp/museum/

三共株式會社　　http://www.sankyo.co.jp/company/index.html

二十世紀的發明品　　http://biz.mycom.co.jp/life/regular/hatsumei/bn/index.html

笹 岡藥品　　http://www.sasaokayakuhin.co.jp/index.html

寶丹本舖 株式會社守田治兵衛商店　　http://www.immunogenic.com/morita.html

東京都家庭藥工業協同組合　　http://www.tokakyo.or.jp

日本津村株式會社　　http://www.tsumura.co.jp/kaisha/index.htm

臺灣順天堂股份有限公司　　http://www.tsumura.com.tw/

相關書籍：

1. 《臺灣日日新報》，臺北：五南圖書出版公司，1994-1995年影本。
2. 臺灣總督府編，《臺灣總督府民政事務成績提要》，臺北：國立中央圖書館臺灣分館員工消費合作社複製，2002年。
3. 李騰嶽編纂，《臺灣省通志稿政事志衛生篇》第一冊，臺北：臺灣省文獻委員，1953年。
4. 范佐勳總編輯，《臺灣藥學史》，臺北：鄭氏藥學文教基金會，2001年。
5. 《臺灣報業史》，臺北：亞太圖書出版社，2003年。
6. 許雪姬總策劃，《臺灣歷史辭典》，臺北：遠流出版社，2004年。
7. 町田忍，《懷かしの 家庭 藥 大全》，東京：角川書店，2003年。
8. 丸山茅登，《日本領時代に 遺しだ 臺灣 の 醫事衛生業績》，橫濱：丸山茅登，1957年。

相關論文：

1. 簡白，〈森鷗外一生最大的悲劇──「征露丸殺人事件」〉，聯合報副刊E7，2005.3.26。

國家圖書館出版品預行編目資料

老藥品的故事 / 梁瓈尹著. -- 二版. --臺北市：台灣
書房，2009.11
　　面；　公分. --(臺灣日日新；8V21)
參考書目：面
ISBN 978-986-6318-02-3（平裝）

1. 藥學史　2. 藥品　3.臺灣
418.0933　　　　　　　　　　98019019

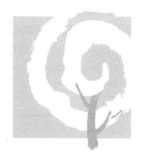

臺灣日日新　　　　　8V21

老藥品的故事

（230.3）

作　　　者	梁瓈尹
主　　　編	Meichiao
編　　　輯	程于倩
封面設計	童安安

發 行 人　楊榮川
出 版 者　台灣書房出版有限公司
地　　址　台北市和平東路2段339號4樓
電　　話　02－27055066
傳　　真　02－27056100
郵政劃撥　18813891
網　　址　http://www.wunan.com.tw
電子郵件　tcp@wunan.com.tw
總 經 銷　朝日文化事業有限公司
地　　址　台北縣中和市橋安街15巷1號7樓
電　　話　02－22497714
傳　　真　02－22498715

顧　　問　元貞聯合法律事務所　張澤平律師

出版日期　2009年11月　二版一刷
定　　價　新台幣260元整